JESUS Le Chemin

LES NOUVELLES RÉVÉLATIONS SCIENTIFIQUES CONVERGENT AVEC LES PARABOLES DU SEIGNEUR

WINSTON MÉTALNIKOFF

Allez à vous connaître et ne vous jugez pas

-Jésus-Christ-

... A Madame Denise Rich !

Pour le courage extraordinaire et une attitude exemplaire ; ayant hélas perdu Gabrielle, sa fille de 27 ans, ainsi que sa mère et sa sœur d'un cancer, cependant par son dévouement acharné, au service d'autrui a fondé :

Gabrielle's Angel Foundation for Cancer Research:

" Je ne fais plus attention aux détails et aux contrariétés, est-ce qu'on dispose de si peu de temps sur terre ?

Je crois qu'on doit vivre sa vie dans la joie en restant positif et être fort Je continue de penser qu'un jour je serais là-haut avec elle... « Denise Rich

PROLOGUE

La rencontre miraculeuse qui a changé ma vie...

Tout a commencé à l'école... Nous étudions alors la Bible, plus précisément les Évangiles. Mon professeur d'éducation Religieuse s'appelait Madame Bourdon, j'étais à l'Institut Saint Dominique et je devais avoir 12 Ans.

Je me souviens être tombée instantanément « amoureuse « du Seigneur...

Que de merveilleuses notes d'une « symphonie mystique » ; venaient à mes oreilles et à l'intérieur de mon cœur vibrait ce verbe parfait. Comment résister à une telle splendeur ?

Je l'avoue je n'y résistais pas une seconde... Je récoltais par la même occasion, parmi les meilleures notes de ma classe ; un pur bonheur !

A présent, Nous sommes ICI et MAINTENANT...

J'ai une belle histoire à vous raconter, sans doute la plus belle et la plus longue histoire que le Monde n'a jamais connue : Celle de notre divine nature, de notre humanité, de notre monde mystérieux et fascinant ; les questions essentielles et des réponses au travers d'une expérience transcendantale exceptionnelle, que mon esprit se sent guidé à vous faire partager.

Après tout le plus vaste sujet de l'Univers n'est-il pas tourné vers les étoiles ?

Le « Berger » de notre planète sublime n'a-t-il pas reçu pour cadeau d'Anniversaire la chance extraordinaire, de voir naître en même temps que lui, une étoile fascinante ?

Une émanation interstellaire d'une lumière et d'une beauté surnaturelle… La première que l'on peut contempler.

Jésus semble en vérité, avoir pulvérisé son essence même ; en micro-particules, comme si une poudre d'or Universelle se déversait sur chacun de nous, ayant en quelques sortes, l'immense privilège d'en être tous nimbés… Plus qu'une Promesse ; un véritable accomplissement !

QUAND LA SCIENCE S'EVEILLE

Le désormais très célèbre, docteur Deepak Chopra, nous affirme, que si les cellules dont nous sommes composés, sont faites de matière plasma, la même que les étoiles, elles détiennent toujours dans leurs substances atomiques l'énergie de vie du Seigneur, voir celle de Gengis Kahn, celle du Bouddha, celle de tout être ayant vécu sur terre… Il affirme que selon les recherches de ses pères scientifiques, nous serions tous reliés sur le plan organique. Auteur d'une centaine d'ouvrages classés Best-seller au Times et conférencier à succès dans le monde entier. Deepak Chopra pionnier dans son domaine, constamment en contact avec les meilleurs chercheurs scientifiques nous prévient que notre corps ne se limite pas à un corps physique au sens où on l'entend généralement, mais que nous sommes une activité en évolution...

« LAISSEZ VENIR A MOI LES PETITS ENFANTS… »

Garder un cœur d'enfant, jumelé à une permanente capacitée d'émerveillement ; c'est se garantir un chemin de vie heureux. En même temps qu'un abonnement à la joie. C'est aussi le plus grand défi, qui nous est proposé…

Aux premiers abords les choses, je vous le concède volontiers, semblent plus faciles à faire qu'à dire…

Tiens cela commence bien ; premier lapsus ! Entre nous en voilà un, qui vaut le coup ; humblement et certainement, gardons-le, comme un bon terreau…

Nous allons bel et bien planter quelques nouvelles graines ensembles.

Voyons, quel jardin enchanté, viendra à éclore et enfin fleurir dans nos esprits au fil des pages à venir.

Prêts pour l'Aventure extraordinaire ?

Je vous dois une petite confidence, il m'est un devoir de préparer mon encre avec amour, or pour concrétiser cet élan spontané dans une énergie de beauté universelle, avant même d'écrire un mot ; je viens d'offrir mon esprit, tout entier, à la prière.

La plume est mon surf, je vais la laisser glisser pour vous, par Lui et avec Lui...

Je laisse donc en quelques sortes, au Seigneur les commandes, en vérité je le crois fermement c'est lui qui va nous guider.

Chef de l'escadrille des Archanges, doux à l'extrême, si doux qu'il ne peut se concevoir…

D'une splendeur physique à couper le souffle, d'une pureté translucide bien au-delà de la clarté de la source.

Le Maître en personne ; l'unique ! C'est le Seigneur qui prendra à sa manière, la barre de notre navire.

Imaginez le bien, respirez à fond, fermez les yeux un instant… Visualisez si vous le pouvez, les océans turquoise nimbés d'un soleil tiède et réconfortant, le chant de quelques oiseaux aux couleurs paradisiaques… Un air propre et d'une fraîcheur matinale.

Notre point de départ, c'est un reset à zéro. Aucunes pensées contradictoires, pas la moindre intention de remettre en question les vérités inébranlables.

Basées sur la mémoire universelle et historique de l'existence du Seigneur, que nul n'a d'ailleurs jamais remise en question ; ni Musulmans, ni Chrétiens, ni Juifs, ni historiens.

UN MESSAGE SACRÉ ET PROVIDENTIEL : LES LETTRES DU CHRIST

Nous avons tous respiré ce fameux
« parfum divin » qui répand ces effluves,
au petit bonheur la chance :

Ces petits encouragements parfois
discrets, minuscules, subtils, sous
formes de sourires, sous forme de
« oui » sous formes de surprises, de
cadeaux inattendus. Même disons-le
franchement, sous forme de baisers…
D'amour pur…

Lorsque l'amour véritable, entre dans
nos vies, soyons-en sûr ; c'est la
signature de Dieu ; naturellement si

cela est rare et précieux comme un diamant pur, le véritable amour est toutefois de ce monde. J'en veux pour preuve l'amour constant, charmant et ravissant de mes parents. Sans qui, ni de Dieu, ni d'eux ; je ne serais pas grand-chose et à qui je dédie mes plus petits succès, comme mes plus grands.

Nous sommes tous, ce superbe collectif humain et aimer son prochain c'est parfois dur, mais sincèrement tellement gratifiant tant qu'à garder La foi et croire que l'Univers nous aime et nous veut du bien.

Avouons-le, nous ne savons rien ou pas grand-chose… Nous en avons supposé beaucoup, avant de savoir que la terre, était ronde ! Avant que le brave Copernic ne fu traité de fou. Il en fallu des démonstrations et des combats acharnés, pour faire apparaître la vérité, décrypter les secrets de l'Univers.

Afin d'étayer mes propos puissiez-vous m'accorder de partager avec vous l'essence d'un ouvrage merveilleux, un message divin canalisé, par Jésus, en personne. Car l'auteur de ce qui va suivre a souhaité conserver l'anonymat, gigantesque preuve d'abnégation s'il en est. On ne sait en effet, que peu de chose à son sujet, si ce n'est qu'il s'agit d'une femme ayant prié, médité, jeuné toute sa vie, plutôt de couleur noire et plutôt à forte tendance végétarienne, femme environ âgée de soixante-dix ans environ, c'est ce que nous en savons.

Vous pourrez constater par vous-même que la luminosité des mots choisis, ainsi que la sincérité bouleversante des faits relatés, parlent d'eux-mêmes…

Je vais me limiter avec un effort certain à vous transmettre uniquement quelques lignes, tirées d'un livre fascinant, que je viens de reconsulter à votre attention, pour vous en retranscrire, ce qui suit…

Dans un objectif de support, au sens « supporter ». Nous pouvons très certainement être assuré que notre meilleur soutient est bel et bien le Seigneur, conçu à l'image de Dieu, tous que nous sommes. Nous devons considérer que le Seigneur a vécu parmi nous dans un costume de chair, dans lequel il a grandi et évolué. Ainsi Il connait nos forces et nos faiblesses, mieux que personne.

PAROLES DU SEIGNEUR extraites de : LE CHRIST REVIENT IL RÉVELE SA SUPRENANTE RÉALITÉ (aux éditions Interkeltia)

« Je reconsidérais mon style de vie et vis combien de souffrance mes actions avaient causées à ma mère et à d'autres gens. Bien que je ressentisse une profonde compassion pour les faibles et les malheureux, ma nature rebelle m'avait porté à un comportement irréfléchi et égoïste envers ma famille. Mon amour sous-jacent pour eux me submergea et je me découvris soudain devenir rebelle face à mon comportement passé.

Le Seigneur poursuit : « J'entendis parler de Jean-Baptiste et du travail qu'il accomplissait parmi les Juifs qui

venaient l'écouter. Parfois depuis
Jérusalem. Je décidais d'aller le voir
pour être baptisé moi aussi. Sur le
chemin du Jourdain, l'idée d'être
baptisé et de commencé une nouvelle
vie me réjouit le cœur.

Je savais que malgré ma grande
émotivité, j'étais aussi né avec une vive
intelligence et un don pour la
polémique pénétrant et très persuasif,
que j'avais utilisé égoïstement et de
façon négative, entrainant les gens dans
des controverses violentes. J'avais
dilapidé mes talents en menant une vie
égoïste et de farniente. Il en résultait
que j'avais perdu l'estime d'autrui et
d'ailleurs tout respect pour moi-même
aussi.

Pour la première fois, je jugeai cela
intolérable. Il m'apparut qu'à l'avenir,

je pouvais et devais mieux utiliser mes dons. Au lieu de faire simplement du bruit, peut-être trouverais un moyen d'alléger les soucis de ceux dont j'avais tellement pitié.

Jusqu'à ce jour, j'avais été de peu d'utilité pour qui que ce soit. »

« MON BAPTÈME »

« Lorsque j'entrai dans l'eau du Jourdain pour être baptisé par Jean, je ne m'attendais pas à ressentir autre chose que du soulagement pour avoir pour une fois, pris une décision positive, celle de réformer mon comportement. Je m'attendais à ressentir une nouvelle détermination pour retourner à la maison et étonner ma mère et mes voisins par une nouvelle attitude aimable envers eux.

Ce qui se passa réellement quand Jean me baptisa, fut une expérience totalement différente de tout ce que j'avais imaginé.

Je sentis une énorme vague, d'une énergie incroyable, déferler à travers mon corps. J'en fus littéralement foudroyé. Comme je sortais de la rivière, tout en chancelant, je me sentis élevé en conscience d'une manière tout à fait extraordinaire.

Un énorme flux d'un bonheur rayonnant me souleva jusqu'à l'extase. J'étais dans le ravissement et conscient d'une intense lumière.

Je m'éloignais de la rivière en trébuchant et marchai sans discontinuer, sans savoir où j'allais. Je continuai, aveuglément, à avancer jusque dans le désert. Mes six semaines dans le désert ont été un temps de purification intérieure totale de ma conscience humaine. Mes anciennes attitudes, mes croyances, mes préjugés furent dissous. »

CONFESSIONS DU COEUR

... Mon humble expérience avec le Seigneur, ma stupéfiante rencontre avec Jésus Christ de Nazareth, le Fils de Dieu, ne trouvèrent pas de mots plus précis, pour décrire ma propre expérience.

Or les mots pour expliquer ce qui m'était arrivé à moi, dans la moindre des vérités, je les ai miraculeusement retrouvés ici dans leur simplicité et leurs puretés exactement tels que décris par Dieu lui-même, ci-dessus...

Je sais combien cela peut paraître inouï, que moi une humble repentante, puisse avoir la chance, d'une telle expérience. Cependant ma détermination et mes prières incessantes, mes efforts constants, trouvèrent apparemment récompenses et le Sauveur en personne m'apparut, à plusieurs reprises. Je me retrouvais à chaque fois toujours acquiesçante, toujours bouche bée de joie, ébahie et parfois ne pouvant même plus bouger, comme enveloppée dans un immense sentiment extatique d'élévation, je ne pouvais plus faire un geste, me sentant totalement abasourdie…Comme si l'esprit divin avait pris en moi, les commandes.

Je demeurais ainsi éblouie, pendant de longues journées ; rayonnantes d'une joie complète et ces événements miraculeux sont véridiques. Or bluffée par la profondeur des mots utilisés par le Seigneur, je me rendis compte en relisant une deuxième fois le « Baptême » du Seigneur, que les termes qu'IL utilise pour relater ce miracle, collaient au millimètre près, avec ce que j'ai ressenti moi-même en sa divine présence.

Cela m'a profondément fait vibrer de ressentir des émotions identiques tout en semblant improbable ; que le Seigneur durant sa fusion absolue avec le Tout Puissant Créateur de l'UNIVERS... exprime ce que je ressentis mots pour mots en ayant reçu, humble privilège de ce contact divin.

Jésus reprend plus loin dans les Lettres qui lui sont attribuées : Des faits bluffant de sagesse et de splendeur.

« CE QUE JE RESSENTIS DANS LE DESERT »

« Je fus soulevé dans une lumière intérieure radieuse et je me sentis vibrant et prodigieusement vivant. J'étais rempli d'extase et de joie et je sus sans aucun doute possible que CETTE PUISSANCE était le véritable Créateur, dont émanaient toutes créatures...

Cette glorieuse harmonie intérieure, cette merveilleuse paix, ce sens parfait de l'accomplissement, qui ne nécessitaient rien de plus pour être un instant magique étaient la véritable nature de la réalité- La Puissance

Créatrice donnant Vie à la création et à l'existence.

Ce que j'ai « vu », réalisé et perçu dans le désert.

« J'ai été soulevé dans une autre dimension de perception consciente, qui m'a permis de voir la VERITE au sujet de la vie et de l'existence. J'ai vu, avec lucidité et clarté, ce qui était réel et ce qui était faux dans la façon de penser de l'homme.

J'ai réalisé que cette « Puissance Créatrice » que j'expérimentais était infinie, éternelle, Universelle, remplissant tout l'espace au-delà des cieux, des océans, de la terre et de toutes choses vivantes, j'ai vu que CELA était la PUISSANCE DE L'ESPRIT. «

APRES AVOIR MEDITE SUR LA BEAUTE DE CE VERBE PARFAIT

Il est à présent 5h58 du matin. Je reviens ultérieurement mais d'ici là, mon petit message de la nuit sera celui-ci :

Seigneur à l'instant, éternellement présent, invisible mais visible avec les yeux du cœur. Doux Maître adoré, Fils miraculeusement incarné et révélé de Notre Père Créateur à tous,

je t'adresse bien humblement mais autant sincèrement ; un amour sans bornes et une gratitude infinie, une adoration et une confiance totale et te rends grâce de nous éclairer tout au long de notre chemin quotidien. Mais aussi, de bien vouloir, s'il te plait, accepter d'encore et si souvent de nous pardonner nos faiblesses. Toi qui sais tout de DIEU ! Toi qui es Dieu sous forme humaine... !

Guide Céleste et parfait, être sublime et véritablement Saint, Toi qui sens la rose fraîche et pure, de l'Orient à l'Occident, par-delà le firmament...

 Ta fraîcheur et ta splendeur sont pour nous le Chemin vivant, que tu as tracé par amour parfait et par dévouement avec ton sourire charmant, mais aussi oh mon Dieu avec pour nous, tes larmes, que nous avons faites de sang... Accepte de recevoir notre repentir pour notre dureté délivre nous de l'œil pour œil oh mon Dieu Merci de nous aimer autant, jusqu'à l'éternité. AMEN... !

EXAMINONS NOTRE PERCEPTION DU MONDE EXTERIEUR

Des faits scientifiques et physiques bluffant, nous rapprochent instantanément de la métaphysique et nous font automatiquement, prendre conscience du bien-fondé des propos du Christ nous en informant ainsi : « il nous sera fait selon, ce que nous croyons ».

Fait troublant, Jésus prouverait lui-même ici, par l'étendue d'une connaissance totalement visionnaire, que seul, lui-même ; le Fils de Dieu, pouvait savoir tout cela, il y a plus de deux mille ans. Or aujourd'hui, voici ce que nous en savons :

L'homme depuis sa naissance dépend uniquement de ses cinq sens, c'est pourquoi il connaît le monde extérieur seulement tel qu'il lui est présenté par ses sens. Cependant la recherche scientifique effectuée sur nos sens a révélé des faits très différents au sujet de ce qu'on appelle « le monde extérieur » et ces faits ont mis en évidence un secret très important concernant la matière dont est fait le monde extérieur. Le penseur contemporain Frédéric Veste explique le point où la science est parvenue à ce sujet, les affirmations de certains savants avançant que l'homme est une image ; toute expérience est temporaire et trompeuse et le fait que cet univers n'est qu'une ombre, semble être prouvée par la science.

Afin de mieux saisir ce secret derrière la matière, rappelons ce que nous savons de notre sens, de la vue, qui nous apporte la majeure partie de nos informations sur le monde extérieur.

L'action de voir se réalise progressivement ; au moment de la vision ; des particules de lumière appelés photons, voyagent de l'objet jusqu'à l'œil et traversent le cristallin où ils sont réfractés pour se projeter sur la rétine à l'arrière de l'œil. Là les rayons sont transformés en signaux électriques, puis transmis par des neurones au centre de la vision, à l'arrière du cerveau. L'action de voir se déroule en réalité dans ce centre du cerveau ; toutes les images que nous voyons dans notre vie et tous les évènements dont nous faisons l'expérience, sont en réalité perçus dans un petit endroit sombre. Que ce soit un film que nous sommes en train de regarder, le livre que nous sommes en train de lire, ou le paysage à perte de vue que nous contemplons, en regardant l'horizon. Tout ce que nous voyons, tiens en en réalité dans un espace de quelques centimètres cubes...

Réfléchissons attentivement à ces informations ; lorsque nous disons, nous voyons : Ce que nous voyons, c'est en réalité l'effet que les rayons atteignant nos yeux, produisent dans notre cerveau lorsqu'ils sont convertis en signaux électriques... Quand nous disons, nous voyons : Nous observons en réalité les signaux électriques dans notre cerveau...

Il faut d'ailleurs ici rappeler un autre fait, le cerveau est fermé à la lumière et

son intérieur est totalement sombre,
par conséquent jamais le cerveau ne
peut être en contact avec la lumière
elle-même. Nous pouvons prendre un
exemple pour expliquer cette situation
intéressante ; supposons que devant
nous se trouve une bougie allumée, dont
nous voyons la lumière, pendant la
période où nous voyons la lumière de la
bougie, l'intérieur de notre crâne et
notre cerveau sont dans l'obscurité
totale. La lumière de la bougie
n'illumine jamais notre cerveau, ni
notre centre de vision. Nous
contemplons donc un monde de
couleurs et de lumière, à l'intérieur de
notre cerveau obscur.

La même situation s'applique aux
autres sens ; les sons, le toucher, les
goûts et les odeurs, sont tous perçus
dans le cerveau sur la forme de signaux

électriques. Par conséquent durant toute notre vie, notre cerveau n'est jamais confronté à l'original de la matière existant hors de nous. Mais bien plutôt à une « copie électrique » de cette matière formée à l'intérieur de notre cerveau…C'est là que nous tombons dans l'erreur de croire que ces copies sont des éléments de la matière réelle existant hors de nous.

Ces faits physiques nous amènent à une conclusion Indiscutable : Tout ce que nous voyons, touchons, entendons et percevons comme la matière, le monde ou l'univers, ne sont en fait que des signaux électriques, dans notre cerveau.

Par exemple lorsque nous voyons un oiseau dans le monde extérieur, en réalité cet oiseau n'est pas dans le monde extérieur, mais dans notre cerveau : Les particules de lumière se reflétant de l'oiseau, atteignent notre cerveau où elles sont converties en signaux électriques, ces signaux sont transmis par des neurones, au centre de la vision dans le cerveau... L'oiseau que nous voyons, est en réalité les signaux électriques à l'intérieur de notre cerveau.

Si les nerfs optiques allant jusqu'au cerveau étaient déconnectés, l'image de l'oiseau disparaîtrait subitement !

De la même manière, les bruits d'oiseaux que nous entendons sont aussi dans notre cerveau, si les nerfs reliant nos oreilles au cerveau étaient déconnectés il n'y aurait plus de son, autrement dit l'oiseau dont nous voyons la forme et dont nous entendons le son, n'est rien d'autre que l'interprétation de signaux électriques par le cerveau.

Un autre point qu'il faut considérer ici est la perception de la distance, par exemple la distance entre nous et ce livre, n'est rien d'autre qu'une sensation d'espace formé dans notre cerveau. De même des objets qu'une personne pense être très lointains, sont en réalité des images accumulées à un point du cerveau. De surcroit quelqu'un qui observe les étoiles dans le ciel, supposera qu'elles se trouvent à des millions d'années lumières de lui...Or les étoiles sont à l'intérieur de lui-même, dans le centre de la vision de son cerveau.

De même, vous n'êtes pas véritablement à l'intérieur de la pièce où vous croyez être ; c'est la pièce qui est à l'intérieur de vous. En voyant votre propre corps, vous pensez être à l'intérieur de lui ; cependant vous devez vous rappeler que votre corps, lui aussi ; est une image formée à l'intérieur de votre cerveau…

Jusqu'à présent nous avons parlé à plusieurs reprises d'un monde extérieur et d'un monde de perception, formé dans notre cerveau qui est ce que nous voyons : Toutefois puisque nous n'atteignons jamais véritablement le monde extérieur, comment pouvons-nous être sûrs qu'un tel monde existe vraiment ?

En vérité, nous ne pouvons pas en être sûrs. La seule réalité à notre portée, est le monde de notre perception, situé à l'intérieur de notre esprit. Nous croyons à l'existence des objets, parce que nous les voyons et les touchons, qu'ils sont reflétés pour nous, par notre perception. Cependant nos perceptions ne sont que des idées dans notre esprit, puisque tout cela n'existe que dans notre esprit, cela signifie que nous sommes trompés par des illusions…

Lorsque nous imaginons que l'univers et les choses ont une existence hors de notre esprit. Imaginez que la matière existe en dehors de notre esprit, est bien une illusion. Les perceptions que nous observons pourraient provenir d'une source artificielle. On peut comprendre cela grâce à un exemple : Supposons d'abord que nous puissions retirer notre cerveau de notre corps et le conserver en vie dans un bocal de verre. Prenons un ordinateur ou toutes sortes d'informations peuvent être stockées, enfin transmettons à cet ordinateur les signaux électriques de toutes les

données relatives à une situation ;
comme l'image, le son et l'odeur.

Connectons cet ordinateur par des
électrodes, au centre de la perception
sensorielle dans le cerveau et envoyons
à notre cerveau les données
préenregistrées ; lorsque notre cerveau
recevra ces signaux : il verra et vivra la
situation à laquelle ces signaux
correspondent...

De cet ordinateur, nous pouvons aussi
envoyer au cerveau des signaux relatifs
à notre propre image ; par exemple
nous pouvons envoyer à notre cerveau,
les corrélats électriques des
perceptions sensorielles de la vue, de
l'ouïe et du toucher que nous avons,
lorsque nous sommes assis à un bureau.
Dans cet état notre cerveau s imaginera
comme un homme d'affaires, assis à son

bureau. Ce monde imaginaire se poursuivrait aussi longtemps, que les stimulations continueraient de venir de l'ordinateur.

Nous ne nous rendrions jamais compte, que nous ne consistions qu'en un cerveau. Effectivement nous pouvons très facilement nous leurrer et croire à la réalité de nos perceptions, qui ne correspondent à rien de matériel !

La réalité et tout ce qui peut être touché par la main et vue par l'œil ; dans vos rêves, vous pouvez aussi toucher avec la main et voir avec l'œil ; mais en réalité vous n'avez ni mains ni œil et il n'y a rien à toucher, ni à voir… Néanmoins en prenant ce que vous percevez dans votre rêve, pour des réalités matérielles vous êtes tout simplement trompé : Par exemple un individu profondément endormi dans son lit, peut se voir dans un monde totalement différent dans son rêve, il peut rêver qu'il est un pilote aux commandes d'un avion géant ou même faire de gros efforts pour diriger cet avion, en réalité il n'aura pas fait un pas hors de son lit.

Dans ses rêves, il pourra visiter d'autres lieux et rencontrer ses amis, parler avec eux, manger et boire en leur compagnie. C'est seulement lorsque le dormeur s'éveille de son rêve, qu'il se rend compte que ce n'était que des perceptions... Si nous sommes capables de vivre facilement dans un monde irréel, pendant nos rêves, cela peut tout aussi bien être vrai du monde où nous vivons...

Lorsque nous nous réveillons d'un rêve, il n'y a pas de raison logique pour ne pas penser, que nous entrons dans un rêve plus long, que nous appelons la vie réelle. La raison pour laquelle nous considérons le rêve comme imaginaire et le monde comme un réel, n'est rien de plus que le produit de nos habitudes et de nos préjugés.

Cela suggère que nous pourrons bien nous réveiller de la vie sur terre, que nous pensons être en train de vivre, tout comme nous nous réveillons d'un rêve !

Après tous ces faits physiques se pose une question de première importance, si tous les événements physiques que nous connaissons, sont intrinsèquement des perceptions qu'en est-il de notre cerveau ?

Puisque notre cerveau est fait de matière, tout comme nos bras, nos jambes ou tout autre objet, il doit aussi être une perception ; comme tous les autres objets...

Un exemple rendra les choses plus claires, imaginons que nous allongions les nerfs qui vont jusqu'à notre cerveau et que nous sortions notre cerveau dans notre tête, pour le mettre là où nous pouvons le voir avec nos yeux. Dans ce cas, nous serions capables de voir aussi notre cerveau et de le toucher avec nos doigts.

Ceci nous permet de comprendre que notre cerveau, lui non plus, n'est rien d'autre qu'une perception formée par l'essence de la vision et du toucher.

Alors quelle est la volonté, qui voit, entend et perçoit tous les autres sens, si ce n'est pas le cerveau ?

Qui est-ce qui voit, entend, touche et perçoit le goût et l'odorat ?

Qui est cet être, qui pense, raisonne, a des sentiments et en plus dit : JE SUIS MOI ... !

L'un des grands penseurs de notre époque Karl Pribram pose aussi la même question, depuis les Grecs les philosophes pensent au fantôme dans la machine, au petit homme dans le petit homme et cetera...

Où est moi ? La personne qui utilise son cerveau ; qui est-ce qui réalise l'action de connaître ?

Comme disait Saint François d'assise :
« ce que nous cherchons, c'est celui qui
voit »

En fait cet être métaphysique qui utilise
le cerveau, qui voit et qui sent, c'est
l'âme !

Ce que nous appelons le monde
matériel est l'ensemble des perceptions
vues et senties par cette âme... Tout
comme le corps que nous possédons et
le monde matériel que nous voyons dans
nos rêves n'ont pas de réalité physique
l'univers que nous occupons et les corps
que nous possédons maintenant n'ont
pas non plus de réalités physiques...

Le véritable être absolu c'est l'âme, la
matière consiste essentiellement en des
perceptions ressenties par l'âme.

Oui même si nous partons avec
l'hypothèse que la matière est réelle, les
lois de la physique, de la chimie et de la
biologie, nous conduisent toutes au fait
que la matière est faite d'une illusion et
à l'inévitable réalité d'une matière
métaphysique.

C'est cela le secret de la matière. Ce fait
si clair qu'il alarme certains
scientifiques matérialistes, qui pensent
que la matière est l'être absolu.

L'écrivain scientifique Lincoln Barnett
dit dans son livre » l'univers et
Einstein » : » Tout comme les
philosophes, qui réduisent toute réalité
objective à un monde illusoire de
perception, les scientifiques ont pris
conscience des limites inquiétantes des
sens, de l'être humain ».

Tous ces faits nous mettent face à face avec une question capitale, puisque tout ce nous reconnaissons comme le monde matériel est seulement composé de perceptions, donné à notre âme. Alors quelle est la source de cette perception ?

En répondant à cette question, nous devons prendre en compte le fait, que la matière n'a pas une existence autonome mais est une perception. Par conséquent cette perception, a dû être causée par une autre force. Ce qui veut dire qu'elle a dû être créée. De plus cette création doit être continuelle. S'il n'y avait pas une création continue et cohérente, alors ce que nous appelons la matière disparaîtrait et serait perdue.

 On peut comparer cela à un téléviseur, ou une image apparaîtrait aussi

longtemps que le signal continue à être
émie, si l'émission du signal s'arrête ;
l'image sur l'écran, disparaîtra aussi.

Ne dit-on pas que si Dieu, l'Univers
cessait de respirer, tout disparaitrait…

APPROFONDIR NOS CONNAISSANCES SUR DIEU

Le Seigneur est né en vérité quelques jours avant le **25** décembre, on situe sa date de Naissance aux alentours de la Fête de Saint Michel Archange, entre la fin de septembre et le tout début du mois d'Octobre. D'autant il serait monté au Ciel, plutôt en l'An **57**....

Nous ne devons pas négliger le fait qu'à l'époque, l'on ne dispose que de quelques scribes. Ce métier, cette vocation, en ces temps reculés est en effet fort rare, comme vous le savez.

Or il faudra déjà nombres d'années, pour que des éléments essentiels à notre évolution, partagés par les

Apôtres, nous soient retranscrits, traduits…

En effet, le bouche à oreille est la méthode usuelle de transmission. Nous en voulons pour preuve que de même pour Moïse, le secret des Anges et donc le contenu de la Kabbale s'effectuera par transmission orale. Moïse n'en ayant lui-même rien gravé, par lui-même.

Nous osons par respect, évoquer une indispensable notice sur une compréhension étendue. Il est souhaitable pour certains faits, relatés, de prendre en considération que certains éléments, qui nous sont parvenus ont été élaborés sous forme de métaphores. De même que le Seigneur en personne usa volontiers de la parabole…

Si ce détail essentiel a de l'importance, c'est qu'il nous permettra d'accéder à une compréhension étendue par la suite.

Si nous avons, il est vrai, tous étés transpercés par l'Adoration du Seigneur, se mettant en croix pour la salvation de chacun de nous. Son acte de compassion et d'abnégation totale n'en demeurant pas moins, une vérité inébranlable. Nous pouvons en tous premiers lieux, affirmer que nous avons souffert aussi pour lui, en lui et avec lui, de cette offrande de Chair Divine, qui nous a tous marqué au fer, comme une amitié scellée, en nos esprits à jamais.

Nous ne devons cependant pas oublier, que ce qui caractérise le Seigneur tout au long de sa vie, c'est sa joie profonde, ses rires, son amour inconditionnel, le tout habillé d'une Sagesse incomparable.

Ce que j'adore, pour ma part, c'est le côté subtilement « rebel » du Seigneur ; qui ne s'est jamais laissé marcher sur les pieds et entre nous ça a de la gueule… Son immense courage a toujours affronté l'adversité, avec une très grande classe…

A l'époque, les coutumes étant ce qu'elles étaient. Tout le monde restait sur ses gardes. Il n'était pas de bon ton, de manifester son opposition face aux dirigeants. Que ce soit le Sanhédrin ou le Roi Hérode, les controverses n'étaient guère tolérées. Nous n'étions guère aux temps tolérants des « gilets jaunes ».

Le Seigneur a passé l'essentiel de son temps à éduquer, à guérir et à souvent fléchir les coléreux. Faits et exploits notables ; car à tous les coups ; force de douceur et d'Amour Pur, le faisaient vainqueur.

Or ce qu'il est essentiel de savoir c'est que Jésus a en vérité dit au moment de son propre sacrifice :

« Père, tu ne m'as jamais abandonné, ni aucun de tes enfants. Et tous peuvent venir à toi, tel que j'y suis venu et vivre la vie telle que je l'ai vécu ».

Cela a du sens car le Seigneur nous a bien dit :

« En vérité, en vérité, je vous dis, celui qui crois en moi, fera les œuvres que je fais, et il en fera même de plus grandes que celles-ci, parce que je m'en vais à mon Père ». * Jean 14 : 12 *

Il est souhaitable d'un cœur aimant et totalement respectueux, de savoir interpréter les Paraboles, décrypter les métaphores, dont regorgent les Textes. Il s'agit de lire ce livre le cœur grand ouvert et de mettre notre mental en veilleuse.

Nous revenons tous de trop loin. Pour accorder désormais une once de ressentiments envers nous-même ou autrui. Comme le disait si joliment Mère Theresa ; tout le temps qui n'est pas consacré à l'amour est du temps perdu. L'humanité évolue lentement, nécessitant qu'elle se révolutionne elle-même. Il nous faudrait de bien nombreuses vies, pour accéder au pinacle et à l'apothéose de nos âmes. Ce n'est pas si grave après tout, force de constater, que cela fait partie du processus…

Or Jésus le Seigneur nous est bel et bien apparu, dans des lieux chaotiques en des temps ou l'illettrisme était monnaie courante ; rien n'étant laissé au hasard. Sa Naissance est nimbée d'une étoile. Preuve s'il en est, qu'Il Fu et sera toujours notre bonne étoile à nous ; notre éternelle guidance.

C'est pour ma part ce que j'ai toujours voulu croire…

LE SEIGNEUR M'A SAUVE LA VIE

En 1994, un incident mortel a failli me coûter la vie. Ce fut la deuxième fois, que le Ciel prenait contact avec mon humble personne.

La première fois déambulant dans ma jeunesse dans le quartier de Saint Germain à Paris, je marchais en vérité Boulevard Saint Michel, lorsqu'une présence invisible, se fit très nettement ressentir à mes côtés. Pourtant je marchais seule, à ce moment-là. J'entendis pourtant très clairement ceci : « Je marche avec toi, je suis Saint Michel Archange ».

J'avoue avoir été moins surpris, qu'ébloui... J'ai toujours adoré Dieu et Il n'a jamais quitté mon esprit. Dès lors que j'eue ouïe du Seigneur, je ne le lâchais plus.

La deuxième fois, j'eue une glissade monumentale dans un escalier ; un verre renversé sur une marche… J'étais entourée de nombreux amis, dans une soirée festive en un lieu public, où se trouvaient, nombres de personnes.

J'entendis à nouveau une voix, venant de l'invisible, celle-ci me dit clairement quelque chose comme : « Fais attention, un verre, est renversé et il s'est vidé sur une marche… » Ma condition sportive, se moqua bêtement, de l'avertissement… Je chutais hélas à ma grande surprise, très violemment et voltigeais un instant, décollant du sol subitement comme un personnage de bande dessiné, j'allais tout droit fracasser mon crane, sous les yeux effarés de tous ceux qui m'avaient dans leurs champs de vision et alla m'abasourdir dans le pilier de l'escalier. Le choc fut extrêmement violent !

Mais je n'en garde aucune douleur réelle ni aucun souvenir précis, seulement celui que je rentrais tant bien que mal, à la maison, accompagnée de deux de mes proches. Une sorte de catalepsie me cloua alors, durant un temps indéfini et je perdis, de surcroit totalement l'usage de la parole, pendant un laps de temps, que je ne saurais non plus définir, mais il semble que cela se perpétua durant des mois. Je fus trouvé dans cet état de « petite mort » par un médecin, que mes amis avaient appelé en désespoir de cause, au téléphone.

Je ne blâme pas ce dernier, de s'être gravement trompé dans son diagnostic.

Hospitalisée, comme emmuré dans un mouroir. Malgré le poids horrifiant qu'il mit sur mes épaules, je refis surface quelques vingt années plus tard. Non pas morte, mais révélée. Je priais quotidiennement alors qu'hospitalisée dans les pires conditions. Une photo de Jésus, telle qu'élaborée par la NASA, en référence au négatif du Saint Suaire…Un Christ sublime doux et puissant de regard. Que je ne lâchais pas, tout le temps durant. Un jour l'on me dit : « Tu priais constamment, tu te mettais dans le sens du lever du Soleil, à genoux et tu priais devant nous ». Je fus éberluée, de cette anecdote, car à l'époque, je ne distinguais même pas le Sud du Nord, encore moins l'Est.

Véridiques toutefois, le moindre des évènements, que je vais Vous relater ici. Sincérité oblige, envers « ma famille humaine ». Que j'aime et chérie. Vous tous…

Croyez-le si vous voulez, le Seigneur en personne, me sorti de ce mouroir ou je fus hospitalisée d'urgence, par un subterfuge, que je n'ai aucune peine à croire. Mais je l'avoue, j'ignore totalement comment « IL » a fait…

Un des patients me dit cependant, avant mon départ : « je vois chaque soir, un » être de Lumière « marcher dans le couloir ; il y a des extra-terrestres dans cet hôpital …! »

Je fus stupéfaite, car moi aussi je voyais cette « Lumière », sans trop bien savoir d'où elle venait…

Pourtant le Seigneur me sorti des enfers. Soudain les » persécutions » médicales cessèrent. Je ne fus plus

obligée d'ingurgiter des pilules, que je
ne supportais pas et dont les effets
secondaires, me clouaient sur place.

Bientôt l'on m'annonça : « Vous pouvez
partir, vous n'avez rien à faire ici ». Joie
profonde ; le jour enfin était venu :
Celui de la délivrance !

Marquée cependant au fer rouge, de ces
nombreuses erreurs médicales, je
titubais, comme un héros de guerre, de
retour à la maison. Certes j'avais
atrocement souffert, mais je regagnais
le chemin de la vie. Amoindrie,
paralysée de trouille et traumatisée. Je
rentrais enfin à la maison...

Les prières reprirent de plus belles, j'y
consacrais à présent, le plus clair de
mon temps et le reste se dédiait
spontanément à l'écriture. J'étais
journaliste, photographe, mannequin et

peut-être ne savais-je ou ne pouvais-je, plus rien faire d'autre qu'écrire.

J'écrivis ainsi tant bien que mal, fortifiée par de nombreux efforts, mon tout premier livre, LES JOIES INTERIEURES, de la poésie positive et réconfortante, fruit de mon expérience mystique. Persuadée que d'une phrase, je pourrais « éveiller des âmes » rendre en quelque sorte hommage au Seigneur. D'autant essayer de faire du bien autour de moi me tenait à cœur. L'Ouvrage me réclama, pour prendre forme une vingtaine d'années ; l'équivalant d'une génération entière !

Epuisée cependant par les erreurs du corps médical, décimée par les traumatismes nombreux. Il le fallait, j'allais cependant de l'avant ; allant jusqu'à décider, par rébellion, de me faire protéger par le « Roi de France, » en l'occurrence le Président Chirac. Je me disciplinais alors, courageusement pour lui adresser, toutefois mes meilleurs textes…

« Afin de voir » et au miracle, il me répondit. Je savais que le Président Pompidou, dont il avait fait son « Père de cœur » raffolait de la poésie, de même que Jacques Chirac, dont l'on sut, que parfois la nuit, il en écrivait aussi…

Après tout Léonard de Vinci avait fait de même avec François 1er.Alors pourquoi pas essayer, m'étais-je dis en rédigeant mes premiers courriers au Chef de l'Etat.

Je cherchais des réponses avais-je un quelconque talent ?

Ce Président que j'affectais particulièrement pour avoir fait cesser la guerre de Serbie et avoir refusé d'envoyer nos enfants en Irak, m'enthousiasmait ! Et au moment où je repris en quelques sortes, conscience après toutes les maltraitances, dont je fus l'objet. Ma foi devint en revanche considérable, on notera que j'avais un peu moi-même été un petit mouton, que l'on mena à l'abattoir. Certes pour être totalement « abattue «, je le fus.

Or, chance et providence extraordinaire, le président accepta mon signal de détresse et mieux encore, de me lire ...

Miraculeusement le président, me soutiendra tout au long de la rédaction des **JOIES INTERIEURES**...

Je fus motivée parce qu'épaulée par lui.
A savoir qu'au même moment mon frère
et ma mère montèrent au Ciel, durant
la même semaine, ma correspondance
avec le Président battait son plein et je
me confiais souvent à lui. Comme à un
deuxième père ; le Père de la Nation…
Jacques Chirac, en personne me pris
sous son aile miraculeusement et me fit
répondre ceci : « Ne vous inquiétez pas,
je suis là avec vous. Tout ira bien. »
Chirac me répondait environ à presque
toutes les lettres, que je lui écrivais et je
lui en adressai une centaine !

Je les déposais toutes à la main, aux
portes de l'Elysée. Mon papa avait eu de
hautes fonctions dans les Années 50,
60 et 70. Je décidais avec moins de
peur, qu'avec un culot monstre, que je
m'en servirais comme « carte de visite «.

Par chance encore, les portes de l'Elysée s'ouvraient facilement pour moi, à chacune de mes venues. Je ne m'en rendais pas compte à l'époque parce que cela m'amusait et m'enchantait. Mais il me semble aujourd'hui avoir eue une chance extraordinaire.

Je rencontrais en suivant le président, comme il se doit car c'était chose facile, au Salon de l'Agriculture… Je fus bluffée car lorsque je lui confiai discrètement à l'oreille, le Nom que je donnais à l'époque à mes premiers poèmes et qui pouvait servir de nom de code ; entre nous ; sous celui des ANGES DE METAL ; le président me rétorqua qu'il discernait très bien, qui j'étais. J'en fus pour le moins enchantée. La troisième fois que nous nous croisâmes, je venais le visiter à sa

Fondation pour la Paix, rue de Lille, quelques cadeaux à son attention, sous le bras. Ce jour- là, il me dit être « très content de me vor «.

Je me suis retrouvée vous l'imaginez, le cœur en joie, au point que ce jour-là j'ai totalement arrêté de fumer, grâce à lui, disons spontanément et comme par enchantement !

Dès lors, une multitude de miracles se sont manifestés dans ma vie et le Seigneur en est l'auteur incontesté.

D'ailleurs n'avais pas senti Dieu me faire très clairement comprendre, quelques jours auparavant, qu'il souhaitait me voir réduire ma consommation excessive de cigarettes…

J'en veux aussi pour preuve alors qu'un de mes amis qui s'efforçait de secouer ma pudeur comme mes vertus et m'indisposait parfois par son audace, pour ne pas être éprise de lui, malgré notre profonde amitié. Nous avions ainsi un peu tendance à la chamaille, cela me stressait, je me sentais un peu mal à l'aise par sa manière d'essayer de me mettre en boite verbalement. Or, une nuit, ne sachant plus que faire je formulais une prière au Seigneur, lui demandant comment faire pour solutionner la situation et voici ce qui arriva :

Aux aurores du 11 Janvier 2008 à précisément 5H55 du matin, alors qu'il faisait encore nuit noire dehors, tout s'éclaira subitement et miraculeusement dans mon appartement, d'une lumière miraculeuse très intense, Je venais de me réveiller et cependant loin de m'affoler, un sentiment de stupéfaction et de bien être total m'assailli. La lumière semblait comme venir de nulle part, car je n'avais pas encore activé l'interrupteur des éclairages électriques. En même temps elle était si puissante, si belle ; je demeurais sans un mot et cependant en état d'extase. Puis une voix très douce mais puissante tout en étant d'une très profonde beauté ; à couper le souffle, se fit entendre très clairement et me dit mot pour mot ceci :

« Allez à vous connaitre et ne vous jugez pas... »

Je pris conscience, sans l'ombre d'une hésitation, de la présence surnaturelle du Seigneur dans mon humble demeure. Mon esprit me porta alors, dans un vertigineux sentiment d'allégresse, une joie intense semblait comme me soulever dans une autre dimension. Je me mis à ressentir un scintillement intérieur comme si mon corps tout entier s'était transformé, pour devenir comme ces lampes à la mode dans les années 70, faites de paillettes lumineuses qui flottaient dans une matière liquide.

Je demeurais ainsi dans un état jubilatoire et pour le moins abasourdi. Le temps n'existait plus et je ne sais combien je lui en consacrais, pour flotter ainsi dans une sorte d'absolu bien-être indescriptible. Puis n'y tenant plus ; je pris mon téléphone pour partager ce miracle avec mon amie de toujours, dont le cœur si pur, se trouvait être la mieux placée pour entendre et comprendre ce qu'il venait de m'arriver. Heureuse pour moi et tout autant stupéfaite que moi elle me répondit : « tu as de la chance ! » Vous le croirez si vous le voulez mon amie Sirkku qui priais constamment et que je considérais comme Sainte, avait elle-même de nombreuses années auparavant été, telle qu'elle me l'affirma, visitée une nuit par la Sainte et merveilleuse Vierge ; Sainte Marie de Béthanie …

Elle me décrivit une femme d'une très grande beauté, vêtue d'une longue robe bleue tout en embaumant un intense et délicieux parfum de fleurs, qui avait comme elle me le décrivit, imbibé tout son appartement d'une odeur paradisiaque.

Cependant la Sainte Vierge, elle aussi avait transmis un message qui disait quelque chose comme : « beaucoup de

souffrance, avant que tu partes... »
Hélas mon amie Sirkku très éprise de
son mari, le vit un jour d'été, alors que
tous deux savouraient des vacances en
Italie, soudainement flotter inerte à la
surface de la mer, dans laquelle il
prenait un bain, après leurs déjeuner.

Giulio, son bien aimé, venait de se
noyer, Sirkku le ramènera toute seule,
au prix d'efforts indescriptibles sur la
plage. Effondrée, elle pleura à chaudes
larmes pendant des mois, puis un jour
me décréta avoir tellement pleuré, que
ses yeux ne produisaient plus de larmes.
Ce fut un drame et malgré mes efforts,
je ne parviendrai jamais à la consoler.
Ni moi, ni personne. Elle survivra 8
ans, puis après de grandes souffrances
et une santé très fragile, s'envola
discrètement, sans un mot. Je l'avais
ressenti pourtant, alors que je venais

dans son quartier, avant un voyage aux
Etats-Unis la prendre dans mes bras.

Hélas je ne parvins pas à la joindre au
téléphone et au moment où j'aperçu
quelqu'un qui la connaissais dans son
quartier, auprès de qui je pouvais
m'enquérir au sujet de mon amie, un
sentiment intense, que c'était inutile me
saisis … Alors je renonçais sur le
champ à poser des questions à ce
Monsieur, qui tenait une boutique dans
l'immeuble voisin de mon amie.
Quelques heures et jours en suivant,
m'acharnant à essayer malgré tout à la
joindre au téléphone, un disque
automatique me fit entendre ceci ; « il
n'existe aucun abonné à ce numéro » …

Une des plus belles et pures, femme du
monde venait en effet de monter au

Ciel ; elle fut mon amie et mon soutien, en toutes choses…

Sirkku produisait par sa foi des prières sublimes ; elle me raconta une histoire merveilleuse : Une année alors qu'elle et son mari séjournaient dans leur propriété de Galba. En Italie. Une sécheresse terrible y sévissait, personne n'avait vu la pluie depuis des mois. Par astuce les habitants du village, récupéraient comme elle me le décrivit, l'eau des machines à laver, pour arroser les plantations : Spectaculaire…

Or Sirkku se mit à prier, voici la lettre que son mari, appartenant au Corps Diplomatique rédigea, lettre que Sirkku me confia et que je tiens à sa mémoire de partager avec vous :

<u>UN ÉVÉNEMENT EXTRAORDINAIRE</u>

Nous étions en Sicile - printemps 1992 - chez mon fils Claudio qui gère une coopérative agricole près d'Alcamo. Le soir de notre arrivée Caudio se plaignait de la terrible sécheresse qui sévissait dans la région depuis longtemps, en produisant de graves problèmes d'approvisionnement idrique, et bien des dégâts aux vignobles et aux cultures potagères. Pour leur jardine potager - l'épouse de Claudio nous racontait - on utilisait, faute de mieux, l'eau sale de la machine à laver.

Sirkku, très impressionnée, assura qu'elle aurait prié intensément pour demander au Seigneur la pluie; ce qu'elle commença à faire dès que dans son lit. Mais, fatiguée du voyage, elle s'endormit tôt.

Le lendemain le soleil brillait de nouveau dans un ciel sans nuages. Cependant la nuit suivante Sirkku plongea totalement et longtemps dans la prière. A l'aube la tonnerre annonça la pluie qui se mit à tomber.

Il a plu sans interruption trois jours et trois nuits, ce qui est tellement rare en Sicile. A la fin du troisième jour Claudio s'est exclamé: "Maintenant nous avons des réserves d'eau pour une année".

Reims 28/9/1995

D.C.P.

Giulio Tamagnini
Ambassadeur d'Italie

COMMENT LE SEIGNEUR DEVINT MON « COACH »

En clair, la joie et l'amour inconditionnel du Seigneur a constamment rempli mon cœur. J'ai lu par deux fois seulement, jusqu'à présent les Evangiles. Mais ils ont nourri mon âme d'une intense extase… On y fait référence des Mémoires du Christ et bien qu'elles soient incomplètes, elles sont pour l'esprit un véritable nectar…

J'ai certes lu le Coran, quelques lignes du Zohar, les Upanishad, la très belle sagesse des Hindous, la Bible partiellement. J'ai naturellement eu un intérêt certain pour Bouddha de Gautama et planché sur son expérience, Je me suis intéressé de près à tout ce qui réfère à la spiritualité. Je me suis également intéressée de très près à la sagesse des Druzes… Mais surtout j'ai ouvert mon propre « laboratoire d'expériences divines ».

La stupéfaction a dépassé de très loin, mon imagination. J'ai vu nombres de miracles, se produire, sous mes yeux ébahis et ceux de mes amis. Des femmes stériles, tombaient enceintes du jour au lendemain. Des maladies incurables, de personnes proches ou éloignées de moi, trouvaient guérisons soudaines et inexpliquées. Toutefois la foi et les prières étaient toujours derrières. Des faits multiples inexplicables de façon rationnelle, mais bien réels, se mirent à remplir mon quotidien.

Mon expérience avec le Seigneur, dépassait mes espérances. Je ne tarissais jamais, ni en gratitudes ni en exclamations de joies que je partageais, avec qui voulait bien m'entendre.

Mon apparence aussi changea, car certainement le Seigneur me « portait à bout de bras » et surtout, j'en avais conscience et reconnaissance… Les événements surnaturels, les miracles qui pavaient mon chemin, ne manquaient pas. Je vis ainsi, peu à peu, ma vie se transformer totalement.

Moi aussi j'avais connu le désert… Le soleil se mit pourtant soudainement, à briller de nouveau. Mais dans des proportions qui dépassaient l'entendement. Je passais d'un coup d'un seul, du désarroi à la joie, de la lassitude à l'extase absolue. Je priais durant des heures, de l'aurore à la moitié de l'après-midi. Puis je me consacrais à partager ma joie, à travers des poèmes auxquels je consacrais tout mon cœur.

Je me mis d'autant à voir clairement la Lumière divine, celle dont tout le monde parle…

Elle rayonnait puissamment et constamment, autour de moi et partout dans la maison. Comme si des cristaux invisibles jouaient avec des rayons de soleil magiques, quelque chose d'immense, d'encourageant et de sublime semblant coïncider avec mes petites prières régulières.

Mon quotidien auréolé ainsi, de cette splendeur surnaturelle, je me sentais porté, par une grâce. Ma propre salvation était en jeu, elle prit de multiples formes :

J'entendis un jour le Seigneur me chuchoter : « Tu dois te purifier à la Lumière, je vais t'envoyer un « guide spirituel ».

L'événement s'est en effet produit. Un jour de façon anodine, je sympathisais avec une jeune femme dans un magasin, de nourriture saine et naturelle. Dites « bio ». La femme semblait enchantée de mes propos. Et me rétorquais toutes les 2 minutes : « c'est formidable ! » tout en me regardant avec insistance, au fond des yeux. J'ignore ce qui avait pu se produire. Mais soudain elle me fit don, de deux de ses ouvrages qu'elle conservait dans sa voiture, garée non loin de là. Nous devînmes amies et je mis un certain temps à lire ses livres offerts, par hasard. Mais le jour où je les ouvris. Un miracle s'en suivi.

Je me mis à dévorer les livres en question, on y parlait de Sagesse, d'Ascension et de travail sur soi. Celui qui passant par le chemin de la compassion, exigeait le pardon. Pardon d'autrui, pardon de soi. On y parlait de méditation et des appels à la prière y étaient formulés. J'entrepris de suivre tous les conseils énoncés. L'Eblouissement ne tarda pas. Je priais constamment et la nuit je m'entendais souvent prier, en sourdine, dans un demi-sommeil. Mes rêves prirent eux aussi, une teinte féerique...

A vrai dire il s'agissait moins d'efforts, que d'engouement. Je me mis à prier pour le monde entier. Aussi bien pour l'éveil de mon prochain, que pour son bonheur intérieur. Je redoublais d'efforts et le Nirvana me pénétra jusqu'au tréfonds de mon âme. Il me sembla même que mon aura s'était mise à scintiller, l'inimaginable pénétra ma vie, je flottais dans un constant état paradisiaque. Je lisais chaque jour les prières des Anges de Dieu, puis pendant des heures, que je ne voyais pas passer. Je me fondais dans un état profond de fusion avec le Seigneur. Je priais avec constance, régularité et foi au saut du lit.

Je vis alors un bandana, que je ne quittais pas et nouais sur ma tête aller jusqu'à changer de couleur et produire dans le tissu, comme un halo de lumière… Ces faits stupéfiants me submergeaient de joie. Je me mis même à voir une rayonnante lumière émaner un jour, du cœur de tous les passants, que je croisais en marchant. Lorsque je sortais me ravitailler. Je fus stupéfaite !

Des événements troublants, marquèrent mon esprit. Je venais d'apprendre le **CREDO** en Latin, par cœur, et le récitait quotidiennement, plusieurs fois par jour. Spontanément, je me dirigeais sur un chemin éblouissant.

Je me consacrais corps et âme à l'extase, que je venais d'atteindre en toute humilité, car je n'en tirais aucun orgueil. Personne n'était au courant. J'étais seule, revenais de très loin mais le désert devint rayonnant, tout en se prolongeant à présent, plutôt joyeusement.

Je m'y installais confortablement. Cela me procura 5 longues années, totalement paradisiaques. Une joie immense et constante ne me lâchait pas un instant ; Je me levais chaque jour aux aurores ; je priais dès très tôt le matin, en général vers 5H30.

Fait troublant, je ne disposais alors, que de 5 Euros, en poche. Et à vrai dire, je m'en contre fichais. Ce furent les années d'extase les plus intenses, que j'ai connue jusqu'à présent.

Ce sont des faits bien réels. Je n'ai pas vécu une seconde d'égarement, ni de lassitude, ni d'inquiétudes, ni de tristesse aucune, depuis, IL me fut fait selon ma foi constante. Mais cela peut aussi, nous allons le voir, s'expliquer d'un point de vue scientifique

JÉSUS ET LA SCIENCE MODERNE :
LA MOLCÉULE DE L'ESPRIT

Voici l'étendue des connaissances mondiales, telles qu'elles sont retransmises aujourd'hui par l'élite des experts internationaux, dans les comptes rendus scientifiques les plus scrupuleux : Les nouvelles sciences comme l'épigénétique où là neurogénèse nous disent qu'en changeant la qualité de nos pensées, nous modifions notre état vibratoire et la nature de notre énergie et qu'en modifiant la nature de notre énergie dans le champ quantique, nous commençons à changer notre vie en profondeur et celle de toutes les personnes qui nous entourent. Aujourd'hui beaucoup d'entre nous s'éveillent sur la planète et commencent à questionner la réalité du monde dans laquelle nous évoluons. Ils se demandent s'il n'y a pas autre chose ; une autre réalité au-delà des 5 sens classiques. La science moderne nous dit que pour comprendre les secrets de la glande pinéale, nous devons imaginer que notre glande pinéale agit entre autres choses, comme un récepteur radio au cœur de notre cerveau et que pour fonctionner correctement, ce récepteur particulier doit être activé par une série de processus psychologiques, physiologiques et neurochimiques bien spécifiques.

Les dernières études sur le cerveau, nous montrent que lorsqu'une personne commence à détourner son attention de tout ce qui est matériel, à se détacher de toutes stimulations commerciales constamment présentes dans notre société matérialiste. Et bien cette personne commence à élargir, à amplifier considérablement son champ de vision. Elle commence à créer des foyers de divergence, des centres d'attention externes qui ouvrent son esprit à des causes plus grandes qui vont au-delà de ces préoccupations matérielles. Le fait d'ouvrir sa conscience à quelque chose de plus grand que le cadre du monde visible en 3 dimensions, le fait d'être ouvert à quelque chose qui dépasse la portée des 5 sens classiques, commence à supprimer les effets réducteurs d'un mental analytique, trop présent ou trop puissant Quand vous décidez de baisser l'activité cérébrale produite dans le néocortex, quand vous allez au-delà de l'analyse rationnelle du jugement ou des critiques émises par certaines de vos pensées quotidiennes.

En ralentissant les ondes cérébrales par la méditation en pleine conscience ou la contemplation. En passant des ondes bêta très organisées et cohérentes, vers des ondes Alpha plus calmes et plus détendues et bien vous commencez à percevoir cette ouverture dans votre esprit, cette porte cette entrée vers le subconscient et l'ensemble de ces mécanismes secrets. En oscillant entre les ondes Alpha et les Ondes Thêta entre la vigilance et le sommeil vous allez continuer à réfléchir à la nature de vos pensées et à leur implication dans votre vie et en observant subtilement les mécanismes cachés dans votre subconscient, vous allez découvrir des schémas très profonds, ou les niveaux d'ondes Thêta et Delta sont en lien avec la fréquence primaire universelle. La fréquence originelle de création, d'inspiration et de transformation. Quand les ondes thêta présentent dans le cerveau deviennent extrêmement importante, quand l'activité cérébrale thêta, dépasse les niveaux d'observation standard et bien les études neurologiques montrent que l'ensemble du système nerveux central et du système nerveux périphérique va être soumis à une stimulation très importante, à une excitation énergétique et neurochimiques majeure.

Et c'est cette énergie créée par l'ensemble du système nerveux sympathique habituellement stimulée dans les cas de survie ou de stress intense, qui monte instantanément du corps jusqu'au cerveau. Cette énergie intense travers le thalamus, la porte du tronc cérébral et monte directement à la surface de la glande pinéale. A ce moment précis les ondes contenues dans le cerveau évoluent, elles changent pour passer en ondes cérébrales Gamma. Des ondes liées à la perception avancée et à la pleine conscience de l'être. L'extrême quantité des ondes Gamma présente dans le cerveau à ce moment-là, est un signe qui nous dit que vous êtes en train de vivre une expérience très subjective qui peut être mesurée objectivement.

Vous avez une expérience sensorielle complète sans l'utilisation de vos 5 sens classiques. Tout ce que vous pouvez entendre voir où ressentir, ne sont pas des choses que vous créez mais des choses qui viennent directement à vous.

En d'autres termes vous ne visualisez pas. Mais vous accueillez l'information qui se présente à vous de manière claire accrue et bien plus extraordinaire.

 L'énergie dans le cerveau s'intensifie et vous vous retrouvez littéralement en contact avec un autre monde. Vous avez accès à une autre dimension, un autre plan de conscience et de connaissance. Vous êtes connecté à quelque chose de beaucoup plus grand, de beaucoup plus vaste que le monde en 3 dimensions que vous connaissez.

L'activation de la glande pinéale en lien avec le 3e œil permet d'accéder à d'autres réalités, à d'autres dimensions et à d'autres univers parallèles. Au moment où l'énergie inonde la glande pinéale, les cristaux présents dans l'épiphyse vont commencer à scintiller et à vibrer de plus en plus rapidement afin de produire un effet pièzo-luminescents indiquant alors que le récepteur radio est bien activé, qu'il est prêt à se connecter, à s'accorder aux fréquences électromagnétiques présentent autour de lui et dans l'ionosphère terrestre. Lorsque le cerveau se verrouille sur une fréquence spécifique, portant des informations précises alors la glande pinéale agit comme un transducteur.

Un transducteur n'est pas différent d'une antenne de télévision qui prend une source d'énergie, une fréquence dans notre cas de figure et la transforme en une autre source d'énergie, comme des images, des sensations, des émotions ou des prémonitions lisibles par le corps et les fonctions cognitives du cerveau.

Les travaux du chercheur Simon Bacconnier ont montré que les cristaux d'apatites et de calcites contenus dans la glande pinéale étaient liés au mécanisme de transduction biologique en raison de leurs structures et de leurs propriétés piézoélectriques. Ces cristaux qui se dilatent et se contractent en présence des champs électromagnétiques, favorisent la réception d'informations en provenance des différents plans de conscience, présents dans l'univers.

La glande pinéale est le seul organe du corps humain ayant une connexion avec 2 chakras ; le chakra 6 ou le 3 œil, liée à l'intuition et la vision élargie du monde et le chakra 7 ou chakra couronne en lien avec les plans supérieurs de conscience la sagesse et l'aspect multidimensionnel de l'être.

La glande pinéale est une porte vers d'autres dimensions, amenant les êtres à vivre des expériences spirituelles profondes, des prises de conscience majeures, sur le sens de leurs existences et à leurs capacités à se transformer et à changer leurs vies.

La forte libération de mélatonine et de benzodiazépine va permettre au corps de se détendre, de calmer ses peurs et ses tensions pour faire place aux visions et aux informations reçues à ce moment-là.

La mélatonine va renforcer ses propriétés antioxydantes et augmenter sa capacité à combattre certains cancers, à ralentir le vieillissement à diminuer les risques d'AVC, d'inflammations ou de maladies neurodégénératives.

Sous l'effet combiné de tous ces paramètres et sous la forte stimulation énergétique produite dans le cerveau la glande pinéale va produire et libérer massivement une molécule chimique puissante, la **DMT** ou Diméthyltryptamine encore connu sous le nom de « molécule de l'esprit » :

Vous pouvez réaliser que tout est **UN**, que tout est lié, que tout est connecté.

Vous comprenez que la notion de séparation est une illusion. Vous réalisez que le petit monde, dans lequel vous vivez est en réalité une fraction insignifiante de ce qui existe lorsque vous dépassez les limites du visible. Lorsque vous dépassez, les murs psychologiques de la matrice, lorsque vous transcendez les limites de la matière, lorsque vous dépassez les pensée réductionnistes, les limitations contrôlantes et les manipulations des systèmes en place.

Vous réalisez que tout ce que l'on vous a dit de croire jusqu' à présent ; que nous sommes des êtres linéaires, vivant une vie linéaire, exécutants des programmes linéaires dans un monde très linéaire, n'est en fait qu'un effroyable mensonge.

Nous sommes en réalité des êtres multidimensionnels, vivants dans un univers multidimensionnel aux possibilités infinies. Quand les portes de toutes ces dimensions, s'ouvrent à vous et que vous prenez conscience de la réalité et bien vous ne prêtez plus attention aux querelles politiques stériles. Vous vous moquez de savoir qui est célèbre et qui ne l'est pas. Vous vous détachez de toute préoccupation matérielle superficielle, de vos désirs de possession ou de pouvoir.

Vous reconsidérez votre façon d'agir et de consommer, votre façon de concevoir l'existence, car vous réalisez que vous êtes tout cela et bien plus encore. Vous réalisez que vous avez dormi depuis bien trop longtemps et que maintenant vous réveillez avec une approche différente de votre vie. Avec une vision élargie et claire, vous amenant à remettre en question toutes vos convictions et vos certitudes sur le monde.

Vous vous éveillez à votre véritable nature et à l'infinité des possibilités qui s'offrent à vous dans cette incarnation.

Les expériences en développement personnel montrent que toutes les personnes qui ont activé ce processus d'éveil physiologique comprennent mieux qui elles sont véritablement et comprennent qu'il n'y a pas de vie passée, qu'il n'y a pas de futur prédéterminé, mais seulement le moment présent.

Parce que dans le champ quantique, dans le champ unifié, tout se passe au même moment. Toutes les possibilités existent en même temps et partout à la fois.

Elles sont en superpositions, en attente d'être stimulées, façonnées, envisagées dans le champ quantique, pour se manifester concrètement dans la matière.

En activant votre glande pinéale, en conservant les informations subtiles qui ont été traduites en images, en sensations et en émotions, vous continuez à modifier et à développer votre cerveau de toutes les manières possibles.

Vous transformez votre physiologie, vous établissez des circuits physiologiques et biologiques, pour comprendre quelque chose qui n'a rien à voir avec le monde matériel connu depuis le début de votre existence.

Cette nouvelle expérience, vous amène à vivre de nouvelles émotions et ces nouvelles émotions ne sont pas associées à la culpabilité, la honte où la peur.

Mais plutôt à l'extase, le bonheur ou la joie véritable.

Plus les émotions ressenties pendant cette expérience sont fortes et plus vous allez faire attention au message véhiculé par ces images dans votre esprit.

Vous allez préparer votre cerveau au monde spirituel, au monde mystique et à toutes sortes de pensées qui ne vous appartiennent peut-être pas, mais qui sont liés à la conscience Universelle, que vous recevez maintenant avec plus de précision.

Lorsque vous ouvrez les yeux et revenez à vos sens, vous allez voir la réalité avec un spectre beaucoup plus large. Vous allez avoir une perception nouvelle de la réalité en 3 dimensions, dans laquelle vous vivez.

Vous allez voir ce qui a toujours existé, avant et autour de vous mais avec cette fois-ci de nouvelles connexions neurologiques, pour décoder et vivre pleinement cette nouvelle réalité ;

Cette expérience nous montre que nous ne voyons pas les choses comme elles sont. Mais nous voyons les choses, comme nous sommes. Nous voyons la réalité, à travers les filtres qui nous sont imposés.

À travers les programmes qui ont été conçus pour nous, à travers les conditions et les évaluations que la société a mises sur notre chemin depuis le début de notre existence.

Lorsque vous commencez à voir au-delà de la peur, au-delà de la séparation et de la compétition. Vous réalisez que tout dans l'univers est harmonieux unifié et en parfaite collaboration. En décidant de vous incarner dans cette réalité en 3 dimensions, vous réalisez que vous êtes venu ici sur la planète Terre non pas pour vivre dans une version limitée de vous-même, mais au contraire faire l'expérience de votre potentiel de création infinies, en retrouvant votre liberté d'expansion et de croissance, en retrouvant la maîtrise de vos choix et de vos décisions vous donnez naissance à une nouvelle version de vous-même, à une version plus aboutie, plus avancée, plus ouverte à toutes les possibilités qui existent depuis toujours en vous et qui vous sont désormais révélées.

Lorsque vous décidez de vous connecter à cette Intelligence à cette Energie qui donne vie à toute chose dans l'Univers, vous réalisez à quel point vous vous sentez aimé, connecté et unifié.

Voici une technique de respiration par le nez pour vous permettre d'activer votre glande pinéale et stimuler naturellement la production de DMT.

Cette technique de respiration en conscience est basée sur les principes du Chi Qong, qui vise à rétablir l'équilibre énergétique dans le corps et l'esprit.

Vous pouvez faire cet exercice dans la position qui vous convient ; assis ; couché ; idéalement avec une colonne vertébrale alignée dans l'axe cranio-sacré et à n'importe quel moment de la journée, dans les transports en commun, au bureau, chez vous ou dans votre lit...

Une fois détendu et relaxé vous aller inspirez profondément par le nez en fermant votre bouche vous visualisez l'air entrant dans votre corps en descendant le long de votre colonne vertébrale pour aller se loger dans l'estomac le gonfler légèrement une fois que la peau de votre abdomen étendue vous relâchez délicatement en faisant remonter l'air par la colonne vertébrale pour le laisser s'échapper par les narines. Vous pouvez faire cet exercice de respiration consciente, aussi longtemps et aussi souvent que vous en sentez le besoin.

Vous pouvez commencer par une première session de 10 minutes. Puis augmenter de 5 à 10 minutes, en fonction de votre ressenti.

Dans les premières minutes, le corps va trouver le rythme qui lui convient, pour s'harmoniser au mouvement respiratoire. Durant la session, vous pouvez avoir plusieurs manifestations ; vous pouvez voir des couleurs ; du jaune, du vert, du bleu, du violet, du rouge…

Vous pouvez voir des formes éthérées, des silhouettes. Vous pouvez entendre des sons ou des paroles, des voix, des noms. Vous pouvez entendre dire votre nom, par exemple, ou le nom de personnes que vous connaissez ou éventuellement des noms liés à certains Anges ou certains Archanges... Celui de Jésus Christ ! Ce sont peut-être vos guides et vos maîtres ascensionnés, qui essaient maintenant de communiquer à travers vous.

Ces manifestations sont liées à votre sensibilité énergétique, votre vibration. N'essayez pas de les contrôler, observez-les et accueillez les dans la paix, l'amour et la bienveillance.

Concentrez votre attention sur votre respiration et la visualisation du souffle entrant dans vos organes et sortant de votre corps.

Une fois l'exercice terminé, prenez le temps de revenir à vous-mêmes et observez vos sensations, vos émotions, la nature des informations que vous avez reçu et ce que vous avez vu ; des couleurs, est-ce que vous avez vu des formes, est-ce que vous avez entendu des sons, est-ce que vous avez canalisé une information particulière à l'intérieur de vous- même ?

Elles feront sens pour vous quand vous serez prêt à les comprendre.

Fait fascinant, je suis arrivé modestement, exactement à tous ces résultats et bien plus encore, en dirigeant mon esprit uniquement vers la prière quotidienne intense et très régulière.

Doublé d'une alimentation extrêmement saine, ne contenant ni éléments carnés, ni produits de nature industrielle. En consommant uniquement une cuisine simple et légère « maison » à base de légumes, de fruits, de céréales non traitées chimiquement.

La présence du Seigneur à mes côtés s'est alors faite très nettement ressentir et une joie profonde ne me quittait plus.

Je voyais constamment la lumière divine rayonner autour de moi.

Or, après mon expérience de mort éminente ; la catalepsie et le reste. Je me retrouvais comme clouée et en sus ; hors du marché du travail. Malgré une carrière de journaliste et de photographe qui battait son plein et m'offrait même de surcroit, le temps de quelques séances de mannequinage avec de grands photographes très réputés.

Je me retrouvais du jour au lendemain, avec un taux élevé d'handicap. Je décidais alors de me consacrer, avec le peu de forces, qu'il me restait à mes travaux d'écriture. Etant du jour au lendemain, privé de salaire. Je dois avouer, que tous mes besoins matériels, se sont toujours
trouvés, miraculeusement comblés...

Je suis d'une reconnaissance infinie envers le Seigneur, qui ne m'a jamais laissé tomber. Et aussi envers tous mes amis, dont le soutien m'est resté depuis grand réconfort quotidien, aussi.

DECALCIFIER LA GLANDE PINÉALE

On se souvient que le Seigneur nous recommande, de ne pas être obsédé par la nourriture, de ne pas céder à l'enivrement. Cependant de jeûner souvent. On note que dans toutes les religions, que ce soit le Ramadan, le Carême... Les encouragements au respect du corps et à la sagesse culinaire, ne manquent pas ni même dans la Tora...

La glande pinéale ou épiphyse est situé au centre géométrique du cerveau, elle est creuse et rempli d'un fluide contenant des cristaux d'apatite, dont les propriétés permettent de capter les différents champs magnétiques et d'émettre de la lumière, où phénomène de pièze luminescence. L'épiphyse est une petite glande endocrine qui sécrète la mélatonine et qui joue par son intermédiaire un rôle central dans la régulation du rythme biologique humain. Ayant la forme d'une pomme de pin et étant considéré par bon nombre de scientifiques comme la partie la plus importante de notre système nerveux central, la glande pinéale agit comme un émetteur récepteur énergétique plus communément appelé le 3e œil et dont le but est de favoriser notre ascension spirituelle vers des niveaux de conscience supérieurs, afin de voir le monde tel qu'il est véritablement.

Les taoïstes soutiennent que la glande pinéale est localisée dans le lieu de cristal une zone du cerveau qui contient la glande pituitaire où hypophyse, l'hypothalamus, le thalamus, et la glande pinéale où épiphyse. Les taoïstes ont la conviction que lorsque l'ensemble de ces glandes fonctionnent à leur niveau optimal, les substances que celle-ci produisent hormones et neurotransmetteurs, stimulent l'expansion de la conscience et permettent l'accès aux différents univers qui existent de manière simultanée autour de nous en vibrant à la même fréquence que ces univers, nous avons le pouvoir d'interagir avec eux et de nous connecter avec une ou plusieurs des réalités parallèles, qui existent dans l'infinité de ces univers. On parlera ici de Co-création consciente, d'intrication quantique ou de manifestation concrète de la pensée, plus connue encore sous le nom de « Loi d'attraction universelle »

Lorsque la glande pinéale fonctionne harmonieusement avec l'ensemble du système endocrinien nous ressentons un état de bien-être apaisant, notre équilibre intérieur est stable et nous développons une attitude solaire rayonnante, ouverte à la spiritualité. Notre glande pinéale devient un portail interne nous donnant accès à d'autres mondes, différents du nôtre. Mais lorsque cette glande pinéale est soumise aux effets de la calcification, les cristaux qui se trouvent à l'intérieur, s'attachent aux dépôts de minéraux calcaire et ils ne peuvent plus exercer leurs propriétés psychotropes, favorisant les états modifiés de conscience. Les effets négatifs d'une forte calcification de la glande pinéale peuvent engendrer une tendance à la dépression chronique à une montée de l'anxiété, à des déséquilibres hormonaux et surtout à une perte de repères et de sens dans notre existence. La glande pinéale capte l'ensemble des vibrations du spectre électromagnétique universel et traduit nos émotions et nos pensées elle est aussi capable de capter celles de toute forme vibratoire appartenant à des plans de conscience différents du nôtre. La glande pinéale est la clé qui nous permet de nous connecter à l'ensemble des mondes visibles et invisibles de notre univers et à l'ensemble des univers existants. C'est une clé dimensionnelle qui stimule et ouvre nos sens subtils ; 6e sens et intuition. Pour voir la réalité du monde au-delà de la réalité visible, par nos 5 sens actuels.

Une fois coupée et ouverte, on peut observer que l'intérieur de la glande pinéale ressemble à des tiges et des cônes quasiment identiques à ceux que l'on peut trouver dans la rétine de nos yeux. Autrefois identifiée par des civilisations anciennes comme étant l'œil interne ou le 3e œil. La plupart des drogues psychédéliques classiques telles que là mescaline, la psilocybine ou le LSD ont les mêmes fonctions hallucinogènes que de la DMT une hormone produite naturellement par la glande pinéale. Elle permet de vivre des expériences multidimensionnelles conscientes et nous permet d'aller au-delà des limitations physiques et psychiques établies par la matrice holographique, dans laquelle nous évoluons, c'est-à-dire l'univers perçue par nos 5 sens habituels. La possibilité de voyager dans des univers parallèles est devenu fortement limitée, dès lors que la glande pinéale se calcifie et perd ses pouvoirs d'ouverture de conscience. La calcification de la glande pinéale est principalement causée par l'accumulation de pesticides et herbicides sur nos fruits et légumes, par le taux élevé de mercure présent dans le poisson, par les toxines industrielles présentent dans le sucre blanc, le tabac et l'alcool. Par les édulcorants artificiels, les additifs chimiques de conservation et les doses excessives de fluorure qui circulent dans notre sang. Le fluorure vient essentiellement des pâtes à dents ou dentifrice au fluor, de l'eau du robinet non filtré, des principaux pays développés, de la plupart des aliments industriels transformés, vendus en grande surface et bon nombre d'anxiolytiques tels que le prozac où la fluoxétine, qui ne contiennent pas moins de 30 pour 100 de fluorure. La première fois que l'eau potable a été fluorée, c'était durant la période des camps de concentration de l'Allemagne nazie. Le fluorure de sodium étaient ajoutés à l'eau afin de rendre les humains stériles et de forcer les prisonniers à demeurer dociles. L'ingestion régulière de quantité infinitésimale de fluor réduit la capacité d'une personne à résister à la domination en empoisonnant et en intoxiquant lentement une partie de son cerveau. Cette personne devient donc soumise à la volonté de ceux qui désirent la gouverner.

Une parenthèse s'ouvre ici, en lien avec le contrôle des masses ; le projet de contrôler les peuples par-là contamination de l'eau à particulièrement intéressé les communistes Russes, qui y voyait une façon idéale d'imposer le communisme au monde entier ; la fluoration de l'eau à comme véritable but de manipuler et dominer plus facilement les populations. De leur faire accepter la perte de leurs libertés individuelles, de bloquer leurs émancipations et de les programmer à des fins d'asservissement politiques et sociaux mais aussi d'appauvrissement économique. Réguler l'appauvrissement économique constant des classes moyennes reste un thème majeur, qui a été violemment dénoncé en novembre et décembre 2018 en France lors de manifestation nationale des » gilets jaunes. »

Le nouvel ordre mondial de contrôle des masses, établi par-là lignée des familles banquières les plus riches de la planète dans les années 1930 aux États-Unis et dénoncé violemment par l'auteur George Orwell dans son roman « 1984 « où il montre comment l'oppression d'un état envers ses citoyens peut être fondé sur 3 slogans manipulateurs extrêmement puissants : « La guerre c'est la paix » « La liberté c'est l'esclavage » et « L'ignorance c'est la force »... Refermons ici cette parenthèse sur le contrôle des masses et vous laisse à vos propres recherches, si vous souhaitez en savoir plus sur le sujet.

Pour combattre la calcification de la glande pinéale et pour éliminer le fluorure de l'eau il est possible d'utiliser des filtres à osmose inversé, il est également possible de placer des filtres et déflorations alumines pour les villes ou régions hautement touchées par la fluorose ou encore d'utiliser des filtres de distillation et de purification. Il faut savoir que la plupart des filtres vendus en grandes surfaces n'enlèvent pas le fluor de l'eau. La congélation où l'ébullition de l'eau n'a également aucun effet sur le fluor.

Laissez-moi partager avec vous 5 manières simples et efficace qui va vous permette de décalcifier la glande pinéale et d'activer ses pouvoirs.

La première manière de décalcifier efficacement et simplement la glande pinéale, c'est de prendre conscience de ce que nous mangeons et mettons dans notre corps au quotidien. L'alimentation est une source d'information essentielle au bon fonctionnement du système physiologique psychique et spirituel de l'être, il est important de se rapprocher le plus possible d'un régime alimentaire à base de plantes, de fruits et de graines, dont les bénéfices pour le corps sont absolument essentiels et dont les effets sont immédiats. Un régime végétarien peut être un excellent compromis pour démarrer ; il permet de se prémunir contre les risques de maladies cardio-vasculaires, contre le diabète de type II et contre l'hypertension artérielle. Il permet également de renforcer le système immunitaire et de baisser le taux de mauvais cholestérol dans le sang. Il participe à la perte de poids et réduit considérablement les risques de développer certains des cancers les plus dévastateurs. Le fait de manger plus de fruits et plus de légumes permet l'apport de nutriments phytochimiques et antioxydants essentiels et de soutenir efficacement le corps humain, dans son combat contre les agents pathogènes externes. Il est vrai que de plus manger d'aliments acides, tels que la viande, la volaille, les produits laitiers, les produits transformés industriels saturés en sucre et en sel, ou encore les boissons gazeuses aux saveurs artificielles, reste une décision extrêmement difficile dans notre société. Cependant, il est préférable de manger des aliments alcalins tels que les agrumes, les légumes feuilles crues, les fruits de saison et les jus de fruits, qui aident à équilibrer les niveaux de PH du corps. Vous pouvez choisir de préférence la consommation d'aliments biologiques et de supers aliments tels que le citron, le pamplemousse, l'avocat, le quinoa, la spiruline source de fer et de vitamine B12 ou la chlorelle, pour restaurer un niveau d'alcalinité naturel. Améliorer la digestion et réduire l'accumulation de toxines contenues dans une alimentation transformée ; vide de tout nutriments essentiels. Plus on a l'occasion de se nourrir d'aliments naturels et vivants, plus la glande pinéale est active et plus le système endocrinien, en lien avec les 7 chakras se trouve renforcé et protégé.

La 2e manière de décalcifier efficacement et simplement la glande pinéale, c'est de boire une eau alcaline non contaminée par le fluorure de sodium. Il existe plusieurs types de fluorure dont 2 particulièrement bien connus ; le fluorure de calcium et le fluorure de sodium. Le fluorure de calcium est abondamment présent dans la nature sous la forme de fluorine et même si les fluorures sont toxiques pour les êtres humains. Le fluorure de calcium est considéré, lui, comme relativement inoffensif du fait de son extrême insolubilité dans l'eau. En ce qui concerne le fluorure de sodium, l'accumulation à long terme de cette substance engendre des effets néfastes en matière de santé. Le fluor est l'un des principaux dérivés de la fabrication de l'aluminium, présent dans les aliments et dans l'eau, sous différentes formes chimiques. Les effets toxiques de l'aluminium portent essentiellement sur le système nerveux central, encéphalopathie, troubles psychomoteurs et sur le tissu osseux. Hélas, l'eau qui pénètre dans nos maisons est pleine de fluorure. Ce fluorure de sodium composé de métaux lourds, tels que l'arsenic, le plomb et l'aluminium est à long terme toxique pour le corps humain et participe activement à la calcification de la glande pinéale dès l'âge de 12 ans. Pour combattre et atténuer les effets nocifs du fluor dans l'eau ; il est conseillé de boire un jus de citron tous les matins au lever, pour nettoyer les reins et alcaliniser les organes sensibles du corps. De même pour éviter de durcir la glande pinéale, il est fortement conseillé d'utiliser un dentifrice naturel sans fluorure, pour une meilleure hygiène bucco-dentaire au quotidien. Il est également conseillé d'éviter de consommer du thé rouge ou noir, dont les feuilles contiennent naturellement des quantités élevées en fluor. Lisez attentivement les étiquettes concernant les produits alimentaires, en conserves où le fluor peut être utilisé comme conservateur. Évitez les articles, contenant du sel de gemme rouge ou noir. Évitez l'utilisation prolongée de médicaments, dont le principe actif est le fluor. Amenant régulièrement des troubles de la thyroïde.

La 3e manière de décalcifier efficacement et simplement la glande pinéale, c'est d'embrasser les ténèbres, (fermez vos volets la nuit) en effet parce que la glande pinéale baigne dans le liquide céphalo-rachidien très chargé et que son débit sanguin, par volume cubique est supérieur à celui de tout autre organe. C'est bien la glande pinéale qui possède la plus forte concentration d'énergie dans le corps ; la glande pinéale est également la source dominante de mélatonine dans l'organisme.

La mélatonine régule notre humeur, notre fonction immunitaire, les rythmes circadiens, ainsi que la qualité et la quantité de notre sommeil. La mélatonine qui supprime le cortisol est considérée comme un agent antivieillissement, un puissant anti oxydant et un anti-stress. La production de mélatonine par la glande pinéale est principalement activée par l'obscurité et se voit inhibée par la lumière. Lorsque les niveaux de mélatonine sont perturbés, les personnes peuvent avoir des troubles de l'humeur, des troubles saisonniers ou être sujets à la dépression chronique. Privilégier un sommeil dans l'obscurité totale, est donc un atout merveilleux pour décalcifier la glande pinéale et stimuler la production de DMT, plus connue sous le nom de molécule de l'esprit, depuis toujours utilisé par les cultures ancestrales pour ses propriétés médicinales et psychotropes. Lorsque la glande pinéale s'éveille, libérant des substances biochimiques telles que la sérotonine, la tryptamine, la mélatonine ou la DMT, elles affectent le cerveau et favorisent la perception de certaines lumières, visions et musique céleste ; rapportées lorsque le 3e œil est ouvert. L'obscurité est associée au mystère et notre univers est rempli de matière noire.

Dès que nous pouvons commencer à l'embrasser, c'est comme si nous embrassions aussi la lumière. Nous sommes unifiés et en substance, nous faisons à nouveau UN avec l'univers.

La 4e manière de décalcifier efficacement et simplement la glande pinéale, c'est d'accueillir l'énergie du soleil, ou en anglais, le terme « Sun-gazing», déterminent une pratique ancienne utilisée pour faciliter l'ouverture du chakra du 3e et renforcer les capacités psychiques de l'être. Le processus associé à cette méthode Sun-gazing, consiste à regarder le soleil quelques instants aux premières et dernières lueurs du jour, au moment où la lumière émise par le soleil est encore faible et sans danger pour la vue. Pour activer le 3e œil et percevoir des dimensions plus élevées, la glande pinéale et l'hypophyse, doivent vibrer à l'unisson.

Ce qui est rendu possible par la méditation, la prière, ou l'accueil des énergies du soleil. Quand une relation d'équilibre stable est établie entre la personnalité en lien avec l'hypophyse et l'âme en lien avec la glande pinéale, alors un champ magnétique est créé. La magnétite contenue dans la glande pinéale, peut alors générer son propre champ magnétique et interagir avec le champ magnétique terrestre. Les vents solaires ressentis au petit matin chargent le champ magnétique terrestre et de fait, renforcent la stimulation de la glande pinéale. La période 4h00- et 6h00 du matin, reste le meilleur moment pour méditer et pour se nourrir des rayons du soleil. La glande pinéale qui stimule l'hypophyse, s'active et permet de sécréter l'hormone de croissance humaine.

La glande pinéale et l'hypophyse combinent leurs essences pour créer une source de lumière intérieure aux effets piézo- luminescents, lors des premières méditations au petit matin. Bien sûr l'effet de la lumière du soleil sur la glande pinéale, doit faire l'objet de recherches plus poussées. Il existe d'autres substances neurochimiques produites par la glande pinéale qui ont des effets encore plus profonds sur l'humeur ; la reproduction et la température corporelle...

Enfin la 5e manière de décalcifier efficacement et simplement la glande pinéale, c'est de favoriser la prise de suppléments en iode. Il a été cliniquement prouvé que l'iode augmente l'élimination du fluorure de sodium, présent dans l'organisme via les urines. La plupart des régimes alimentaires sont déficients en ce minéral essentiel et il est recommandé, à tous ceux qui souhaitent soutenir le processus de décalcification, de prendre des aliments à base d'algues, contenant de l'iodure de potassium. Cependant vouloir éliminer le fluor avec de l'iode réduit également l'apport en calcium, il est donc recommandé d'augmenter la consommation de lécithine et de légumes biologiques pour compléter l'apport en calcium positif, dont le corps a besoin. Beaucoup d'entre nous ont été déconnectés de leur essence profonde, du monde qui nous entoure et des bénéfices innombrables apportées par la nature. Pour des raisons économiques et de profits, nous tuons depuis trop longtemps des animaux, nous les torturons, nous les mangeons, sans nous rendre compte que nous absorbons leurs ADN, leurs vibrations et leurs souffrances, dans un transfert subtil d'énergie. Si les animaux que nous mangeons ont été massacrés et torturés ; ils mettront dans notre corps leurs peurs ; leurs stress et leurs douleurs. Ce qui malheureusement aura des effets boomerang, nocifs sur notre santé physique et psychique à long terme. Face à cette accumulation de contradictions, la pratique régulière du yoga peut également aider à décalcifier la glande pinéale et à restaurer un équilibre énergétique important dans nos organes. Une fois que nous commençons à déplacer l'énergie autour de notre corps en mouvement coordonnés, nous éveillons l'énergie de Kundalini dans les méridiens et nous activons le potentiel sacré de notre 3e œil, en lien avec le chakra 6. Toutes les glandes du système endocrinien sont alors stimulées rechargées et soignées, à l'image d'un traitement d'acupuncture. J'utilise ici l'analogie des sept verres d'eau ; une fois que vous avez renversé l'eau d'un verre ou d'une glande ; les 6 autres glandes du système endocrinien, doivent compenser pour rétablir l'équilibre énergétique interne. De même que pour décalcifier correctement la glande pinéale, nous devons examiner notre relation avec la technologie, les téléphones portables et les ordinateurs qui émettent de puissants champs électromagnétiques en basses fréquences ou rayonnements électromagnétiques, pouvant déstabiliser la croissance de la glande pinéale et la production de mélatonine, lors de l'activation d'un réseau 5G très puissant.

Ainsi, la plupart des gens se réfèrent à la glande pinéale en tant que 3e œil, mais je préfère me référer moi à la glande pinéale en tant que premier œil ; car nos deux yeux, symbolisent la dualité dans la 3e dimension. Le premier œil, lié à la glande pinéale est l'endroit où cette dualité s'arrête et où nous transcendons le mirage de la séparation, pour entrer dans d'autres dimensions. Nous commençons à voir que nous sommes tous des êtres multidimensionnels, ayant une expérience humaine consciente dans un monde quantique aux possibilités infinies.

Des possibilités misent en œuvre par les effets de la « Loi d'attraction3. Quand nous voyons que nous sommes ce que nous cherchons, nous retrouvons notre pouvoir de création et de Co création instantanément. Lorsque nous arrêtons d'extérioriser notre pouvoir ; lorsque nous le récupérons, nous commençons aussi à décalcifier notre glande pinéale et nous prenons conscience qu'il n'y a pas de pouvoir plus grand et plus puissant que celui qui existe déjà en nous.

NOS PENSEES SONT PUISSANTES ELLES SONT DE LA   MATIERE EN DEVENIR : APPRENDRE A LES MAITRISER C'EST POUVOIR TRANSFORMER NOS VIES POSITIVEMENT.

Jésus nous le dit bien ; « Il vous sera fait selon votre foi, CQFD ; « je pense donc je suis… »

Combien croient en l'idée que notre façon de penser à des effets sur notre vie. Croyez-vous que d'une certaine manière nous pensées créent notre réalité. Combien de personnes sur terre ont une vision claire de leur avenir, avec un but précis ? Il faut savoir que le cerveau humain, traite environ 60 70 milles pensées en une seule journée sur ces 60 à 70.000 pensées. Il faut savoir que parmi ces 70.000 pensées, que nous avons en un jour ; 90 pour 100 cents de ses pensées ; sont les mêmes que la veille. En observant ici que 90 pour cent de nos pensées, sont en quelque sorte directement liés à notre environnement et que ces mêmes pensées, mènent toujours au même choix, et que ces mêmes choix, mènent toujours au même comportement et que ces mêmes comportements, crées les mêmes expériences et que ces mêmes expériences, produisent les mêmes émotions. Ces mêmes émotions, entraînent les mêmes pensées et que notre biologie, nos circuits neuronaux, notre neurochimie, nos hormones et même notre expression génétique, déterminent la façon dont nous pensons, agissons et ressentons les choses. La façon dont nous pensons, la façon dont nous agissons et comment nous nous sentons déterminent notre personnalité et notre personnalité crée notre réalité personnelle. C'est aussi simple que ça.

Alors si nous voulions créer une nouvelle réalité personnelle, une nouvelle vie, un nouvel avenir avec de nouveaux objectifs, nous devrions commencer à réfléchir, à ce que nous venons de penser et en changer le contenu.

Changer le contenu de nos programmes déjà installés ; nous devrions devenir plus conscients, plus ouverts à nos pensées inconscientes, afin de mieux les observer.

Nous devrions faire attention à nos habitudes et comportements automatiques et les modifier. Nous devrions regarder attentivement les émotions que nous vivons chaque jour et qui sont liées à notre passé et décider maintenant en conscience, si ces émotions appartiennent à notre avenir, si elles vont faire partie de notre nouvelle vie ou pas.

Si ces émotions nous servent où nous desservent. Nous pouvons donc convenir, que de nouvelles idées, de nouvelles informations, devraient conduire à de nouveaux choix, de nouveaux choix, devrait conduire à de nouveaux comportements et de nouveaux comportements devraient créer de nouvelles expériences et de nouvelles expériences devraient générer de nouvelles émotions et ses nouvelles émotions devraient conduire à de nouvelles pensées et cela s'appelle l'évolution.

Mais si notre cerveau est un enregistrement du passé et si nous n'avons pas de vision du futur, il est fort probable que nous vivions dans le passé et que nous n'arriverons jamais à générer ce nouvel avenir.

Ainsi quand nous nous réveillon le matin et que nous ne sommes pas définies par une vision plus grande que nous levons en vivant sur les vieux schémas du passé et les anciennes émotions, stockées dans notre corps. Nous allons nous réveiller et nous allons ouvrir les yeux comme nous l'avons toujours fait et nous allons voir les mêmes personnes et aller aux mêmes endroits et faire exactement les mêmes choses, exactement au même moment et au moment où nous décidons d'ouvrir vraiment les yeux, nous comprenons que c'est notre environnement externe qui contrôle ce que nous pensons et ressentons.

Parce qu'en réalité, nous avons créé un réseau neurologique dans notre cerveau, pour chaque personne que nous connaissons, pour chaque occasion que nous rencontrons, pour tout ce que nous possédons, tout ce que nous faisons. Dès que nous ouvrons les yeux et que nous voyons les mêmes personnes, que nous nous rendons mêmes endroits et que nous faisons exactement la même chose, au même moment, c'est notre environnement externe ; qui automatiquement active certains circuits de notre cerveau.

Nous conduisant à penser de la même manière, à tous ce que nous connaissons déjà et si l'on croit que nos pensées ont un rapport, un lien avec notre destin. Tant que nous continuons à laisser notre environnement penser pour nous ; nous continuons à créer la même vie et à ne rien changer du tout.

Si nous souhaitons changer, véritablement changer, il faut apprendre à envisager les choses au-delà de notre environnement, envisager les choses au-delà des faits et circonstances de nos vies, à envisager les choses au-delà des conditions limitantes, vécues jour après jour.

Tous les personnages les plus importants de l'histoire connaissaient ce principe que ce soit mahatma Gandhi, Martin Luther King, le Seigneur Jésus, Jeanne d'Arc ou bien d'autres encore, ils ont tous eu une vision claire de leur futur....

Cette vision était tellement vivante dans leur esprit, qu'ils ont commencé à vivre comme si cette réalité future, était déjà en train d'arriver dans le moment présent. Ainsi à partir du moment où cessons de faire les mêmes choix, de prendre les mêmes décisions, conduisant aux mêmes conséquences. C'est le moment où nous nous dirigeons vers notre nouveau soit, vers notre nouveau futur, vers notre nouvelle vie et nous appelons ceci entrer dans la rivière du changement.

Accepter d'entrer dans l'inconnu, ou tout commence véritablement. Mais attention rappelons-nous que 95 pour cent de ce que nous sommes est contrôlés par notre corps en tant qu'esprit. Nous savons ceci à partir du moment, où nous avons répété une action depuis tellement longtemps, que notre corps l'anticipe mieux que notre cerveau. Ce qui parfois nous pousse à nous plaindre inconsciemment de cette situation.

Nous savons ce qui se passe, le corps commence à envoyer des signaux au cerveau, car au fil du temps le corps a été conditionnée de cette façon et tout à coup nous commençons à entendre certaines pensées dans notre tête ; qui nous disent ; pourquoi ne commence-tu pas demain ? Demain est un jour meilleur ! C'est trop dur pour moi ; je ne peux pas changer. Quelque chose ne tourne pas rond en moi. C'est peut-être la faute de ma mère, c'est peut-être la faute de mon ex-mari, c'est peut-être la faute de mon ex-femme...

 Je suis comme ça, à cause de tel ou tel évènement ou à cause d'une autre personne autour de moi. Tout ceci me semble terriblement injuste et au moment où nous commençons à répondre à toutes ces pensées Si tout ceci est vrai alors ces mêmes pensées nous conduisent aux mêmes comportements, qui créent les mêmes expériences et qui produisent les mêmes émotions, vers quelque chose qui nous semble juste et familier, réconfortant et rassurant.

Mais alors passer de l'ancienne version de soi-même à la nouvelle version de soi-même ; entrer dans ce vide ; entrer dans l'inconnu ; entrer dans cette incertitude est-ce dire que c'est la mort biologique, neurologique chimique, génétique et hormonale de l'ancienne version de soi-même ?

Certaines personnes peuvent dire ; mais dans ce monde inconnu, je ne peux pas prédire ma vie où mon avenir et la réponse est toujours la même.

Le meilleur moyen de créer notre avenir, c'est de le créer non pas à partir du connu, mais à partir de l'inconnu. En dépassant nos peurs, nos doutes et nos croyances limitantes. Le simple fait de visualiser régulièrement la personne que nous allons devenir commence à installer et activer les circuits neurologiques dans notre cerveau ; comme si l'expérience était déjà arrivée...

Ceci veut dire que le cerveau organise son fonctionnement pour nous non plus vivre sous l'influence du passé, mais maintenant dans un futur déjà en place et quand nous commençons à nous sentir à l'aise dans ce nouveau monde, dans ce monde inconnu.

C'est véritablement là, que la magie opère ! Cette magie, cette transformation continue de l'être, ne se produit jamais dans un monde connu, mais dans un univers nouveau à construire...

 Je souhaiterais partager avec vous un MANTRA, que j'utilise tous les jours pour renforcer ma détermination et stimuler ma réussite dans tous les domaines de ma vie. Vous pouvez répéter où modifiés se montra selon vos croyances et vos convictions ;

Je suis amour je suis lumière je suis prospère dans tous les domaines de ma vie, je possède en moi toutes les ressources et toutes les solutions, dont j'ai besoin, pour atteindre mes objectifs.

Je remercie la vie et les êtres qui m'entourent pour me donner à chaque instant, la force, la guidance, la protection et la sagesse nécessaires à mon évolution, personnelle, professionnelle et spirituelle.

Je remercie Dieu, le Créateur de l'Univers, les énergies de paix et d'amour qui me guident et m'inspirent, tout au long de mon cheminement. Je sais que ces énergies de lumière, me permettent de grandir en conscience, dans le respect des différences, l'entraide et la compassion. Je suis amour je suis lumière je suis prospère dans tous les domaines de ma vie.

LE MIRACLE DE LA SYNCHRONICITÉ

Ne vous inquiétez pas, oui, de plus en plus de personnes comme vous, s'éveillent dans le monde aujourd'hui et commencent à réaliser combien elles ont été conditionnées par leur passé. Conditionné par des croyances qui limitent leur épanouissement et le développement de leur véritable potentiel de réussite mais lorsque vous commencez à enlever ces vieilles couches paralysantes, lorsque vous décidez de briser certaines de vos croyances, de confronter vos peurs et vos pensées limitantes et bien c'est là que le miracle arrive...

Mais pour cela, vous devez être prêt à rester dans cette zone de malaise et d'inconfort assez longtemps pour réorganiser vos priorités, mettre de l'ordre dans votre vie et commencer à créer plus de cohérence entre vos actes et vos décisions et c'est seulement à partir de ce moment précis que vous obtenez ce rééquilibrage intérieur.

Une harmonisation à la fois énergétique psychologique et physiologique entre le cerveau et le reste du corps une cohérence se met en place. Vous allez commencer à voir une série de coïncidences dans votre vie, des opportunités nouvelles, des synchronicités, tout un ensemble d'évènements arrivant au même moment et vous amenant à questionner le sens de votre existence en profondeur ; tout ceci se met en place automatiquement sans effort, tout est aligné, régulé, fluide et en parfaite adéquation avec vos nouvelles aspirations...

A cet instant vous savez que vous êtes au bon endroit, au bon moment, car votre vibration est enfin synchronisée aux énergies de votre environnement. Parce que votre cohérence cœur/cerveau est harmonisée et fonctionnelle, vous avez mis à votre disposition un rayon d'énergie centrée sur vos priorités principales, en quête d'informations- clés pouvant vous aider dans votre transformation personnelle, professionnelle et spirituelle.

Lorsque vous vivez dans le stress depuis longtemps et que votre cerveau se déplace d'une personne à une autre, d'un problème à un autre, d'un endroit où aller où à éviter et bien pour chacune de ces choses, il y a une assignation de réseaux neurologiques, dans le cerveau.

Ces réseaux neurologiques, ont constitués une série de programmes inconscients, qui génèrent les mêmes pensées, qui produisent les mêmes décisions, entraînent les mêmes actions, conduisant aux mêmes conséquences, renforçant les mêmes sensations, les mêmes croyances, les mêmes doutes et les mêmes peurs.

L'excitation continue des hormones du stress, confinent le cerveau dans cette fréquence spécifique, contre-productive, freinant le développement de votre véritable identité et de votre potentiel infini, la conséquence de tout ceci est que vous essayez de prédire et contrôler chacun des éléments de votre vie, amplifiant les effets négatifs du stress et renforçant les programmes inconscients, déjà existants. Lorsque la cohérence cœur/cerveau est déstabilisée, brisée, dysfonctionnelle, toute action menant au changement véritable est vaine. Vous êtes déconnecté, coupé du champ énergétique qui vous permet d'avancer. Comment pourriez-vous connecter au champ d'énergie et obtenir les informations dont vous avez besoin, si votre capacité à les recevoir est perturbé ou existante ?

Lorsque vous synchronisez votre énergie avec la cohérence cœur/cerveau, lorsque vous décidez de faire ce que vous aimez et ce qui vous rend heureux. Alors vous avez le pouvoir de vous synchroniser aux possibilités infinies, qui existent dans le champ quantique et favoriser leurs manifestations dans un futur proche.

Toutes les synchronicités perçues dans votre nouvelle vie, sont le reflet de votre propre énergie. Pour simplifier, vous attirez à vous ce qui vous ressemble, ce que vous êtes et en retour c'est un message de l'univers vous disant que vous pouvez en toute confiance suivre les signes qui vous sont envoyés.

Avancez sans doute, ni crainte et choisissez de vous laisser aller et faites confiance au processus de changement orchestré par l'univers car tout est parfaitement alignée pour vous à ce moment-là, à partir de cet instant de vous prenez conscience de la magie du moment, en renforçant votre détermination.

Si vous continuez aussi à méditer chaque jour pour visualiser et créer un avenir qui vous ressemble et dans lequel vous pouvez enfin vivre la vie de vos rêves ; celle qui est en résonance avec vos dons et vos talents.

Pour ancrer cette transition, vous maintenez ce nouvel état de conscience, de sorte que l'ancien » moi », l'ancienne réalité, les vieux modèles, que vous vivez depuis des décennies, commencent à se transformer en quelque chose de nouveau, en quelque chose de merveilleux.

Libérant votre pouvoir de création infinie, vous commencez à voir avec plus de clarté, plus de précisions et vous comprenez que vous avez suivi un modèle de fonctionnement, un modèle de pensée et de travail, conditionné par la société et ses impératifs, vous comprenez que ce modèle contrôlant et limitant, n'est plus adapté à vos capacités de progression et en réalité n'a jamais servi vos intérêts depuis le début.

Vous comprenez que vous avez dormi pendant longtemps et qu'aujourd'hui, vous vous éveillez à votre véritable essence. Vous comprenez qu'il n'y a plus de correspondances vibratoires avec les gens, les choses, les lieux et les événements de votre passé. Mais qu'il existe une vibration liée à la construction d'un nouvel avenir ; d'une nouvelle vie guidée par des signaux positifs des synchronicités spectaculaires qui vous emmènent vers votre véritable identité et le véritable but de votre vie.

Le domaine de recherche dont nous parlons est tellement nouveau ; les découvertes se font si rapidement, que la science traditionnelle a du mal à rattraper toutes ces nouvelles découvertes qui vont au-delà des modèles académiques classiques de l'évolution.

 Greg Bradden et Bruce Lipton nous expliquent depuis de nombreuses années, que les découvertes modernes nous poussent vers d'autres perspectives avec notamment l'étude approfondie, de la physique quantique et son rôle dans la compréhension globale de ces nouveaux phénomènes.

Par exemple en science moderne, les résultats obtenus sont systématiquement vérifiés et validés par l'ensemble des autres chercheurs avant d'être publiés. C'est ce que l'on appelle « Peer Review « ou examens par les pairs ; il n'y a donc ici rien de théorique, d'hypothétique ou d'ésotérique. Tout est homologué et ratifié de pays à pays, ce sont des examens aussi précis, que pointilleux.

Ainsi en étudiant ce qui se passe dans le cerveau et l'esprit de l'homme, la science moderne suggère maintenant que les souvenirs que vous et moi avons aujourd'hui et depuis toujours ne résident pas dans notre corps, ni dans notre cerveau, mais plutôt dans le champ quantique. Le champ d'énergie universelle qui nous anime tous et dans lequel nous évoluons en permanence.

En d'autres termes ce que nous appelons « le cerveau » est une accumulation d'antennes, qui nous permettent de nous connecter à l'information, situé dans le champ quantique. Un peu à l'image d'un téléphone portable se connectant aux ondes wifi, pour recevoir et envoyer du contenu sur internet ; notre cerveau est une interface « émettrice » et « réceptrice » nous permettant d'envoyer et de recevoir de l'information.

La qualité des antennes que nous créons tout au long de notre vie ; notre capacité à modifier notre ADN et à guérir certaines maladies est en lien direct avec notre faculté d'adaptation et d'ouverture au monde, qui nous entoure.

Cette faculté biologique de changement et d'adaptation est étudiée par une science que l'on appelle l'épigénétique du Grec epi ; au-dessus de et de génétique ; tout ce qui est l'étude du génome humain.

Tout ceci est tellement réel ; que les scientifiques de Silicone Valley, développent des puces de mémoire pour ordinateurs, basés sur des petites gouttes d'eau ; bien plus raffinées que le silicium et ce qui l'ont découvert : C'est qu'ils peuvent injecter dans ces petites gouttes d'eau des quantités infinies d'informations équivalent à des blocs entiers de bibliothèques... Mais ce qu'ils ont compris par la suite c'est que les petites gouttes d'eau ne contiennent pas l'information comme telle, mais servent de réceptacle ; de modèle.

L'information se trouve en fait dans le champ quantique, au-delà de la puce, au-delà même de l'ordinateur.

Ces résultats constituent les ponts qui mènent aux compréhensions de la physique quantique et aux multiples réalités qui coexistent simultanément dans le champ d'énergie.

Ainsi, lorsque nous choisissons d'entrer en interaction avec notre environnement, pour apprendre quelque chose de nouveau, quelque chose de différent, nous donnons à notre cerveau la possibilité de se développer, de s'améliorer et de se transformer, en produisant de nouvelles neurites, en créant de nouveaux neurones, de nouvelles antennes et ce sont ces mêmes antennes qui en contact avec le champ quantique, nous permettent d'accéder aux souvenirs, aux faits, aux aptitudes, aux talents ou aux langues étrangères que nous essayons d'apprendre, ou de comprendre.

Quand nous entrons en résonance avec le champ quantique, cela change fondamentalement notre façon d'envisager le monde, notre façon de communiquer, notre façon d'interagir avec les autres, notre capacité à nous soigner, notre capacité à modifier volontairement notre ADN, ou celui de nos proches notre relation avec nos objectifs de vie, la nature même de la conscience !

Dans l'univers tout est vibration, tout est énergie, tout est connecté et en constante interaction. Ce que vous visualisez, ce que vous faites pour vous dans votre vie, au quotidien, a aussi un impact direct sur votre entourage et sur l'ensemble des mondes qui vous entourent.

La séparation des choses, des êtres et des intentions est une illusion. La « loi de correspondance universelle » nous dit que tout ce que nous pensons, disons et faisons, nous est renvoyée de manière proportionnelle selon l'intensité et l'énergie, que nous avons mis dans nos actes et intentions.

Si nous décidons de juger, critiquer, ignorer, si nous décidons de détruire notre environnement. Alors il faut s'attendre également à un réajustement naturel et aux conséquences difficiles pour l'humanité.

Si nous décidons d'absorber une alimentation ultra Transformée, contaminée et sans valeurs nutritionnelles essentielles, alors il faut s'attendre également à faire face à un dérèglement du corps, de ses organes et de ses fonctions vitales premières.

L'alimentation est une information et la qualité de cette information, impacte directement notre santé.

Nous pouvons agir ensemble, pour changer ce vieux modèle de société ; basé sur le profit et la compétition ; pour créer un nouveau modèle de société ; basé lui sur l'unité, la compassion et l'entraide.

Pour passer d'une réalité limitée, vers un monde illimité prenez le temps de visualiser clairement vos objectifs, pour manifester vos attentes et vos résultats. Car dans le champ des possibilités infinies ; vous devenez ce que vous pensez…

NOTRE CORPS PUISSANT OUTIL D'ÉVOLUTION : LA LOI DU PARDON

Nous allons maintenant voire ensemble, comment la pensée et les cellules du corps humain fonctionnent réellement. Quelle sont nos capacités surprenantes de transformation et l'impact du monde extérieur, sur l'évolution constante de notre à ADN.

Vous aurez ainsi plus de connaissances que la plupart des docteurs qui croient encore au seul déterminisme génétique, dans le développement de l'être humain.

A l'âge adulte l'être humain est composé de plus de 50.000 milliards de cellules et toutes ces cellules sont en réalité des entités vivantes, interconnectées et interdépendantes.

Pour simplifier, nous pouvons dire que nous sommes une communauté faite d'entités autonomes et non pas une seule et unique personne...

Chaque cellule de notre corps à une tension négative à l'intérieur et une tension positive à l'extérieur, chaque cellule vivante est en fait une mini batterie, chaque cellule possède une réserve énergétique de 70 millivolts en moyenne...

50.000 milliards de cellules dans le corps multiplié par 70 millivolts nous donnent un potentiel électrostatique absolument impressionnant, qui est mis à disposition en permanence pour le bon fonctionnement de l'organisme.

Avec l'entraînement et la méditation, nous avons la possibilité de nous concentrer sur cette énergie vitale appelée CHI ou encore Akasha, ou énergies primordiales universelles.

Dans certaines conditions d'éveil de conscience, nous pouvons apprendre à canaliser et utiliser cette énergie pour soigner nos propres blessures, guérir directement nos maladies ou encore agir à distance sur les autres personnes que nous connaissons.

Alors que nous nous voyons comme une seule entité biologique, la nouvelle physique la physique quantique ; nous dit que nous sommes essentiellement constitués d'ondes énergétiques et que ces ondes sont en constantes interactions, les unes avec les autres...

C'est ce que l'on appelle plus communément, le principe » d'enchevêtrement » ou intrication quantique. Le principe d'intrication quantique est le principe qui sous-tend la Loi d'attraction universelle ou encore manifestation concrète de la pensée…

Toutes les espèces animales et les plantes sur terre sont sensibles aux vibrations qui les entourent et communiquent entre elles, en utilisant les fréquences du lieu où elles se trouvent.

Par exemple la gazelle reste à bonne distance de son principal prédateur le lion et se garde bien de lui demander si c'est bien son meilleur ami. Car malgré la distance qui les séparent, la gazelle capte les énergies négatives et n'ira pas se frotter trop près du lion, à cause des

vibrations de prédation qu'elle peut
recevoir lire. Elle ressent le danger
dans son corps à travers ces cellules et
immédiatement comprend la nature de
l'information qui lui est envoyé.

Nous les humains, avons aussi cette
capacité mais malheureusement nous
ne sommes pas formés pour l'utiliser
efficacement. Lorsque nous regardons
les gens qui nous entourent au
quotidien, nous les voyons plutôt
comme des organismes physiques fait
de particules. Mais c'est en fait une
illusion, car ce que nous sommes
réellement, ce sont des ondes d'énergie
en constantes interactions.

C'est pourquoi une personne peut
affecter une autre personne, un groupe
de personnes et son environnement en
étant simplement connectée au champ

d'énergie qui unit l'ensemble de ces personnes. En physique quantique on n'étudie pas les particules. Mais on étudie les ondes et leurs interférences pour comprendre notre monde et l'ensemble des mondes qui nous entourent.

Toutes les ondes réunies ensembles s'appellent « le champ » et ce champ d'énergie s'appelle le « champ quantique ». Nous sommes faits d'atomes mais nous sommes aussi ce champ d'énergie. On peut dire ainsi que nous sommes en permanence connectés à tout ce qui existe autour de nous et en nous. Car nous ne pouvons pas séparer les ondes que nous émettons est celles que nous recevons.

Maintenant nous allons voir comment nos pensées se propagent et affectent la vie de l'extérieur. Ceci est une image d'une nouvelle technologie, appelée magnétoencéphalographie. Quand on utilise un électro-encéphalogramme, nous posons des films directement sur notre peau et lisons l'activité du cerveau. Mais quand on pratique une magnéto encéphalographie ; la sonde magnétique ne touche pas notre tête. Pourtant nous pouvons quand même lire une notre activité cérébrale en dehors de notre tête.

Contrairement à ce que nous pensions jusqu' alors, ceci montre que nos pensées ne sont pas contenues dans notre tête. Les personnes ne sont pas des particules, ce sont des ondes et ces ondes une fois émises, se propagent, se mélangent, s'enchevêtrent et se connectent les unes aux autres dans le champ d'énergie quantique et ceci peu importe la distance...

Si par exemple nous pensons fortement à quelqu'un ou si nous parlons régulièrement de quelqu'un que nous aimons et que nous n'avons pas de nouvelles de cette personne depuis quelques temps et bien, si le téléphone sonne à ce moment-là ; il ne serait pas étonnant que ce soit justement cet ami qui nous appelle...

Lorsque nous pensons de manière très positive à quelqu'un ou l'un de nos proches et bien cette personne est capable de lire inconsciemment les vibrations qui lui parviennent et fait un effort pour nous contacter. Mais attention ce processus fonctionne également dans les 2 sens :

Si nous avons des pensées négatives envers une personne, elles provoqueront des intentions négatives à notre égard et créeront des troubles à différents niveaux de notre vie. Il est donc très important de reconnaître que nos pensées, ne sont pas simplement liées à nous-mêmes, mais également aux personnes avec lesquelles nous parlons, ou auxquelles nous pensons.

Nous avons le pouvoir de modifier le monde qui nous entoure, en en prenant conscience et en modifiant notre façon de penser.

Par exemple certaines expériences scientifiques, montrent que si nous pouvons vibrer à la même fréquence d'un Cristal nous pourrions augmenter notre taux vibratoire également. Il s'agit là d'un phénomène appelé

« résonance harmonique » ou interférence constructive où quand les ondes sont alignées et travaillent ensemble pour atteindre un certain objectif, lorsque notre cerveau est en activité, lorsqu'il produit des pensées, il diffuse des fréquences qui affectent d'une manière ou d'une autre notre entourage.

Tout environnement qui résonne harmonieusement avec des pensées de peur ou de stress par exemple, engendrera des événements et des situations qui vont nourrir nos peurs, nos doutes et nos malentendus. Lorsque nous produisons des pensées, tout au long de la journée nous excitons et activons ces phénomènes au niveau subatomique, au niveau du champ énergétique quantique, dans des univers parallèles, qui sont directement connectés à la pensée et aux intentions véhiculée par ses pensées. Quand un agresseur tente de repérer la personne qu'il souhaite attaquer, parmi les différentes personnes qui marchent dans la rue, selon vous laquelle va-t-il choisir ? Il ira instinctivement vers la personne qui a le plus peur, car c'est elle qui résonne le plus favorablement avec les intentions de l'agresseur et d'une certaine manière, autorise l'agresseur à la choisir comme victime. L'intention du vol et la peur de la victime, sont en interférences constructive et favorisent la manifestation concrète de l'acte.

De même que pour guérir un cancer ou toute autre pathologie, il est nécessaire de placer le sujet dans un environnement où l'énergie, les vibrations émises seront en interférences destructive, afin de ralentir et de supprimer la progression de la maladie, au niveau cellulaire. Bien que cela fonctionne à l'échelle d'un individu, ce phénomène est encore plus puissant lorsqu'un groupe de personnes cultivent les mêmes pensées, si nous sommes suffisamment nombreux à vouloir atteindre un objectif commun, nous avons le pouvoir de changer notre réalité et de créer collectivement une nouvelle réalité.

Il n'y a pas de fatalité, seulement des pensées et des expressions, de ses pensées. Ainsi lorsque nous nous regardons dans un miroir, nous ne voyons pas une seule entité, mais une communauté de plus de 50.000 milliards de cellules, toutes interdépendantes et interconnectées les unes avec les autres et au service d'un seul organisme.

Il est important de comprendre ici le mot « communauté » chaque cellule est intelligente, mais quand elles sont regroupées en communautés, elles abandonnent leur intelligence personnelle et répondent à une seule voie centrale à une seule commande, de sorte que la communauté puisse agir en accord avec les objectifs de l'organisme. Dans cette communauté, une cellule doit être capable de suivre les commandes de la voie centrale et si la voie centrale dit, nous devons mourir ; alors les cellules vont mourir. La voie centrale est ici représentée par l'esprit, ce qui est fondamental c'est de comprendre la façon dont cet esprit fonctionne en nous et pourquoi nous avons parfois du mal à contrôler notre vie. Il existe des signaux provenant de notre environnement interne et externe et la manière dont nous percevons et interprétons ces signaux, déterminent notre existence à travers nos décisions et nos actes...

La fonction du cerveau est de percevoir les signaux par nos sens, puis interpréter ces signaux pour ensuite envoyer des informations aux cellules qui détermineront une série de comportements, ainsi que le développement de la génétique humaine. La fonction du cerveau est essentiellement liée à la capacité de perception, pour donner vie à l'esprit aux croyances et aux facultés mentales de décisions et d'actions.

Nous avons presque tous entendu parler d'un phénomène appelé « l'effet placebo » en psychologie l'effet placebo est défini par-là croyance, la conviction absolue que quelque chose peut nous guérir, même si cette chose n'a en fait aucun véritable pouvoir de guérison en tant que médicament et les expériences montrent que nous pouvons guérir de certaines maladies graves, cancer, diabète, cholestérol, même si la pilule placebo, n'a eu aucun effet curatif sur notre organisme.

Ce qui nous a véritablement guéri, c'est la force de la pensée ; notre pouvoir de conviction et notre croyance de guérison associé à cette pensée.

Les statistiques révèlent qu'un tiers de toutes les guérisons médicales, y compris la chirurgie résultent entièrement de l'effet placebo... De manière générale l'effet placebo se manifeste lorsque nous avons des pensées positives, mais est-ce la même chose, quand nous avons des pensées négatives ?

Et c'est ce que la médecine ne nous dit pas toujours ; c'est qu'il existe aussi une pensée négative destructrice qui s'appelle « l'effet nocebo » issu du latin je nuirais, l'effet nocebo pour des raisons éthiques est bien moins étudié que l'effet placebo et pourtant il fonctionne salon les mêmes principes...

Et avec la même croyance qu'une pensée positive peut nous soigner une pensée négative peut aussi nous tuer ou dégrader fortement notre état de santé.

Ils ont tous 2 le même principe ; l'un est plus positif et l'autre est plus négatif ; les conséquences sont exactement les mêmes sur notre santé ; l'un nous guérira et l'autre peut nous rendre malade.

Le fait est que la pensée négative, peut aussi créer tous les effets secondaires liés à la chimiothérapie quand le patient en est intimement convaincu. Maintenant pensez à ceci : si un médecin nous dit que nous avons une maladie grave et que nous pouvons mourir et que nous croyons ce médecin, parce que c'est un professionnel reconnu et qualifié, et bien cette conviction favorisera grandement le développement de la maladie en nous et pourra peut-être causer notre mort.

Aux États-Unis, dans le sud du pays il existe un groupe religieux appelé les « Les Baptiste fondamentalistes » ce groupe a pour habitude de s'enfoncer dans des états d'extases très avancés, dans des extases religieuses élevées, où ils croient que Dieu les protège, quoi qu'ils fassent et quand ils travaillent avec des serpents venimeux, comme des serpents à sonnettes, ils savent que s'ils se font mordre par l'un de ces serpents venimeux, rien ne leur arrivera.

Ils ont appris à développer une interférence destructive avec les effets nocifs du venin. Certains d'entre eux peuvent même boire de fortes doses de strychnine, un alcaloïde très toxique extraite de la noix vomique et quand ils sont dans cet état de croyance absolue, ils ne sont aucunement affectés par-là toxicité mortelle du breuvage.

Si certains humains peuvent boire du poison toxique et ne pas mourir, alors pourquoi sommes-nous si inquiets pour les toxines présentes dans la nourriture industrielle, l'air que nous respirons et les produits transformés ?

Tout simplement parce que nous croyons que les toxines peuvent véritablement nous tuer, nous sommes absolument convaincus de leur danger par les informations que la société nous envoie constamment et nous nous préparons mentalement, nous pouvons toujours inverser ce processus en choisissant de préférence une nourriture saine et en nous détoxifiant.

Car nous ne boirons jamais de strychnine, comme le font les baptistes fondamentalistes parce que la croyance de guérison au poison mortel n'est pas aussi forte et puissante que la leurs.

Ainsi en changeant notre perception du monde, en élargissant nos croyances et nos convictions, en écoutant plus souvent notre intuition et en apprenant à utiliser le potentiel infini des champs d'énergie, nous avons la possibilité de transformer notre existence à chaque instant et de créer la vie d'abondance que nous souhaitons véritablement avoir pour nous-mêmes, comme pour les êtres qui nous sont chers...

En décidant de nous ouvrir aux pouvoirs illimités de l'esprit nous avons accès à notre plein potentiel de réussite :

Si nous souhaitons véritablement changer notre vie de manière positive et durable, alors nous choisirons bien plus attentivement les qualificatifs que nous mettons derrière les 2 mots les plus puissants de l'univers :

« JE SUIS » car notre intention est déjà en train de se réaliser... Dans l'univers quantique nous devenons toujours, ce que nous pensons !

Le Seigneur nous l'explique de façon simplifiée, mais tout aussi claire :
« Priez pour vos ennemis », de sorte que toutes les interactions autour de vous, redeviennent sereines. Cela de surcroit aura la grande faculté, de nous épargner stress et surmenage.

LA LOI DE L'ATTRACTION

Avant de quitter ce monde, l'inventeur et scientifique de génie **NICOLAS TESLA**, a dit : « si vous souhaitez connaître les secrets de l'univers ; vous devez d'abord penser en termes d'énergie, de fréquences et de vibrations. » Il a aussi montré que chaque être vivant est un moteur adapté, ou « rouage de l'univers. » Bien qu'apparemment affectés par son environnement immédiat, la sphère d'influence externe s'étend jusqu'à une distance infinie. Aujourd'hui la science moderne ; la physique quantique ; nous dit que » tout est vibration dans l'univers » et que ces vibrations sont toutes connectées les unes aux autres, qu'elles sont en fait interdépendantes et interconnectées. Que nos pensées font partie du champ quantique et qu'elles donnent vie à l'infinité des réalités co-existantes simultanément. Que le monde qui nous entoure est une illusion décodée par nos sens et que la notion de séparation n'existe pas et enfin que tout ce qui vibre dans l'univers est une information et que cette information peut exercer une influence directe sur son environnement proche ou lointain. Je souhaiterais vous proposer un exercice de cocréation et de visualisation consciente pour manifester les énergies d'abondance, de paix, d'amour et de guérison dans nos vies, comme sur la planète et dans l'univers.

UNE METHODE SIMPLE
POUR SE REHARMONISER :

Vous pouvez vous offrir de vous « retrouver » avec vous-même, en vous plaçant dans un endroit calme ou vous vous accorderez le droit de ne pas être dérangé durant 10 minutes. Vous pouvez faire cet exercice de visualisation ; asseyez-vous en vous assurant que votre colonne vertébrale soit bien alignée dans l'axe cranio sacrée le haut du crâne connecté au plan de conscience supérieur DIEU et les pieds touchant le sol en contact avec les énergies de la terre GAIA , vous pouvez laisser votre respiration vous aérer, comme une vague dans l'océan, vous recharger en oxygène, ainsi lorsque votre respiration est calme et profonde c'est là que vous êtes complètement détendu et relaxé . Si vous le désirez sachez que vous pouvez être maintenant en élévation de conscience ; dans l'esprit du créateur vous voyez et vous agissez comme le créateur vois et vous pouvez lors de cette méditation œuvrer pour le bien commun, votre impact est considérable et plus vous offrez au monde, plus le monde vous identifie et vous remercie de façon extraordinaire, or pour le développement harmonieux et le salut globale de toute forme de vie dans l'univers Vous pouvez prendre conscience que vous êtes en connexion avec votre âme, une étincelle du créateur et que vous êtes dans l'esprit du créateur, vous êtes comme lui et

agissez comme lui vous pouvez
commencer à visualiser vos cellules
comme des paillettes dans un liquide
transparent et leur dire que vous allez
les connecter à une énergie de
guérison ; vous pouvez parler à vos
cellules et prendre conscience du
pouvoir de votre attention et de votre
pouvoir de création visualisez votre
colonne vertébrale tel un canal ouvert
débutant au sommet de votre tête et
traversant votre corps jusque dans vos
pieds vous pouvez visualiser
maintenant comme un soleil rose et
blanc au-dessus de votre tête et que ces
rayons de lumière traversent votre
corps ; son contenu va venir se déverser
doucement en vous par le haut de votre
tête et la colonne vertébrale, toutes les
cellules de votre corps, tous les organes
de votre corps, sont maintenant remplis

de cette lumière apaisante rose tendre, aux couleurs de l'amour inconditionnel. Cette lumière pénètre tous vos membres, du haut de la tête jusqu'au bout de vos pieds et vous pouvez vous laisser intuitivement aller à sentir cette énergie merveilleuse, vous emplir de bien être, de joie, d'amour pur jusqu'aux tréfonds de vos cœurs, vous vous sentez plus léger, apaisé, aimé, comme flottant au-dessus de vous-même, toutes tensions ont disparues, vous vous sentez alors tout rempli de compassion, de bienveillance pour la nature, les animaux, le monde entier vous le pouvez car vous êtes puissants, de beaux êtres magnifiques et très puissants , offrant avec sincérité à la terre votre soutien et votre amour, vous pouvez visualiser et comme laisser se déverser dans la terre, par votre cœur, comme un grand rayon de lumière rose en rayonnant de votre plus profond amour pour ensuite grandir, grandir jusqu'à auréoler la planète toute entière... C'est une méditation basée sur la visualisation magnifique En prenant conscience que tout ce que nous faisons pour nous même, peut profiter aussi à toute la planète, nous pouvons alors demander et remercier qu'une énergie d'harmonie et d'amour pure rayonne du cœur lumineux du Créateur rayonner sur la planète tout entière. Cela apporte des bienfaits considérables au monde, comme à vous-même par effet de boomerang.

De même, si vous demandé à être guérie, il est bon de penser à demander aussi, à ce que toutes les personnes qui souhaitent être guéries, le soient aussi. Toutes les prières sont entendues et un jour exaucée. Soyez confiant, une prière est une graine, elle nécessite parfois un temps d'éclosion, elles sont par nature instantanément exaucées, il ne s'agit que d'espace en vérité, non pas de temps, mais de minutage, en quelques sortes.

Si vous demandez de l'amour, demandez que tous ceux qui s'aiment véritablement soit réunis et bénis ; si vous demandez l'abondance, remerciez le Créateur que soient aussi comblés de bienfaits, tous les enfants de la terre en remerciant également que tous leurs besoins matériels et physiques, soient comblés parfaitement, soyez en sûr, votre amour porte des graines fécondes ; toujours usez de votre pouvoir créateur et pour ce faire visualisez des gens heureux, visualisez la profusion : partagez la en esprit, elle se manifestera alors de façon spectaculaire…

Vous comprenez, avec moi combien nos mentalités doivent se transformer. Ne pas regarder la réalité telle que, mais la transformer et l'embellir par nos pouvoirs centrés dans nos cœurs et notre compassion, telle est notre mission collective.

Vivez désormais dans la gratitude : Même si un repas n'est pas tout à fait, à votre gout, remerciez cependant que vous avez toujours de quoi manger et visualisez qu'il en est dorénavant pour tout le monde ainsi. Votre impact est important, ne l'oubliez pas. Ce sur quoi vous focalisez s'amplifie.

Envoyez alors, de votre cœur, de l'amour au monde entier et il vous reviendra multiplié. Ne regardez plus les erreurs du monde d'hier ; mais par votre éveil sachez que vous participez activement à bâtir le monde de demain ; un monde de paix et de prospérité, comme nous le désirons tous.

Remerciez le créateur qui est en vous et en toute chose, laissez-vous gagner par la joie de prendre conscience, de votre pouvoir de création, en lien avec les mots JE SUIS ; passez à l'action, expérimentez votre propre nature divine, réveillez là… !

Vous pouvez vous exclamer sous la douche le matin ; comme je suis heureux, je suis en santé parfaite, je suis très aimé, je suis extatiquement amoureux, je suis dans l'abondance, je suis dans la réussite, je suis infini, je suis connecté à mon essence divine ; je suis sur la voie de la meilleure version de moi-même…

Tout ce que vous affirmez vous modifie subtilement, sur le plan cellulaire, vous sublime, vous répare,

Si vous affirmez ; en le croyant ; des phrases bienveillantes à l'intention du monde, de vos proches, ceux qui vous aiment beaucoup, comme ceux qui vous aiment moins, comme aussi à votre égard, comme évoqué précédemment, en un mois, deux mois ou trois mois, vous le constaterez par vous-même ; votre vie prendra un tournant positif bluffant, un grand changement s'ensuivra, il faut pour ce faire persévérer quotidiennement. Même si vous consacrez uniquement, une demi-heure mais intense et très sincère chaque jour. Vous serez un jour ou l'autre abasourdis des résultats miraculeux.

Laissez les vieux dossiers derrière vous, ne les trimbalez plus. Ce qui a été dit et fait autrefois, n'a aucun intérêt. Nous faisons tous des erreurs.

Dieu le dit, si nous voulons être pardonnés pour nos iniquités, nous devons pardonner celles des autres ! Ne perpétuons plus nos erreurs collectives ; transformons-les en opportunités d'évolution et cela commence maintenant. Nos actions d'aujourd'hui, sont notre battis, elles nous garantissent le monde de demain...

Surtout souvenez-vous du verre à moitié plein, et que vos pensées soient ainsi désormais, pleines, soyez à l'affut de ce qui vous plaît, focalisez uniquement sur ce que vous aimez ; sur ce qui est bon pour le monde, pour les autres, comme pour ce pourquoi ; vous avez de la gratitude ! Puis dorénavant ; laissez-le reste derrière vous... Il est inutile de porter de vielles valises, vous le constaterez dès lors ; votre vie deviendra un miracle permanent, vous n'aurez plus peur, vous aurez peut-être même enfin de véritables raisons, désormais d'avoir la foi.

Vous comprendrez alors aussi, que d'une certaine manière, c'est vous qui avez commandé votre passé sans y accorder votre attention, vous comprendrez aussi que DIEU, le Créateur ne juge pas. Mais réagit à vos demandes...

Si vous vous plaigniez de ne pas trouver de places de parkings et le fait constamment et bien vous n'en trouverez jamais.

Mais comme par miracle si vous utilisez votre verbe, comme une prière, une formule magique, vous verrez que si vous affirmez que ; « désormais vous trouvez systématiquement une place de parking devant là où vous allez », soyez surpris et surtout **TOUJOURS RECONNAISSANTS** : Car cela obligatoirement arrivera, à présent c'est à vous ; essayez de mettre en pratique vos pouvoirs divins.

Allez-y et

Sachez que tout ce que vous demandez se réalise un jour, même si cette réalisation prend parfois du temps à se manifester, c'est le temps nécessaire à la préparation et à l'accueil.

Un temps de patience et de travail intérieur pour vous ; là vous remerciez l'univers comme si vous aviez déjà obtenu votre demande, vous envoyez de l'amour aux océans, aux fleurs, aux fruits, à la planète qui vous nourris depuis toujours et qui elle aussi mérite votre attention et votre gratitude, n'ayez crainte ; ouvrez-vous à remercier les ondines, les anges des forêts, les biches, les dauphins etc. Priez pour tous les êtres que vous aimez, changez de fréquence... Pour changer votre vie pour créer une nouvelle réalité et libérer votre potentiel de création infini, il vous suffit que votre intention soit validée et que désormais vos pensées soient le plus clair possible, que vos actions de compassion et de service soient concrètes, DIEU nous sert et nous le servons ; nous sommes ses mains, ses yeux ; sa bouche ; ses pieds… etc. Nous pouvons ainsi petit à petit récupérer dès à présent le pouvoir, qui existe depuis toujours en nous…

Par le jeûne aussi souvent que possible, par la prière, par la méditation. Nous entrons progressivement dans la joie totale. N'oubliez pas que connaître les propriétés véritables de La loi de l'attraction ; c'est aussi avoir confiance dans la force qui gouverne l'univers.

Avoir la foi ce n'est pas être aveugle c'est être visionnaire. La foi c'est croire que l'univers est de notre côté et que l'univers sait ce qu'il fait. On dit que « lorsque l'élève est prêt le maître arrive » si vous êtes arrivés jusqu'ici c'est bien que vous-êtes prêt à commencer à créer délibérément et à recevoir encore plus de ce que vous voulez vraiment dans votre vie.

En travaillant consciemment et intentionnellement avec la loi de l'attraction vous pourrez créer exactement ce que vous voulez en y mettant moins d'effort et plus de joie.la Loi de l'attraction est DIEU EN ACTION elle est la loi la plus puissante de l'univers ; tout comme celle de la gravité elle est toujours active ; toujours en mouvement.

Ces effets se font sentir dans votre vie en ce moment même ; en quelques mots la loi de l'attraction dit que, vous attirez dans votre vie ce sur quoi vous concentrez et recevez en retour tout ce vers quoi vous dirigez votre énergie : votre attention...

Donc c'est un rappel pour vous aider à garder toujours en esprit qu'il est préférable de vous concentrer sur ce qui est bon et positif...

Si dans votre vie vous voulez attirer automatiquement les choses bonnes et les positives, il faut y travailler méthodiquement.

Cependant si vous êtes axé sur le manque et sur la négativité c'est ce que vous attirerez dans votre vie. Vous êtes constamment en état de créations vous l'avez toujours été chaque moment.

Chaque jour vous créez votre réalité : chacune de vos pensées créer votre avenir : que ce soit de façon consciente ou subconsciente : vous ne pouvez pas prendre une pause et décider de ne pas créer. Puisque la création ne cesse jamais.

La loi de l'attraction n'arrête jamais de fonctionner. la clé de votre succès dépend donc de votre compréhension du mode d'opération de cette loi : si vous voulez transformer votre vie.

Lorsque vous vous sentez excité enthousiastes passionnés heureux joyeux et reconnaissants ou dans l'abondance vous libérez alors de l'énergie positive.

D'un autre côté si vous avez l'impression de vous ennuyer si vous êtes inquiet stressé fâché rempli de ressentiment où triste vous libérer de l'énergie négative c'est enfantin

Suivant la loi de l'attraction l'univers réagira avec enthousiasme à ces 2 types de vibrations Dieu ; le Créateur ; l'Univers ; n'ayant pas de jugement ni d'a priori, ne décide pas pour nous, ni ne choisis à notre place, ce qui est le meilleur pour nous...

Il ne fait que réagir à n'importe quel type d'énergie que nous créons et il nous redonne autant de cette même sorte d'énergie et nous recevons exactement ce que nous libérons. Tout ce que vous pensons et tout ce que vous ressentons à un moment donné constitue essentiellement, notre requête à l'univers.

Non Dieu n'est pas responsable de notre vie, de notre état du monde, c'est nous qui choisissons nous-mêmes nos expériences...

Si nous voulons attirer dans notre vie l'amour et la joie, alors nous voudrons créer les fréquences vibratoires de l'amour et de la joie. Nous devons donc régler notre vibration à une fréquence positive si nous voulez attirer l'énergie positive vers nous ; nous pouvons gérer nos pensées et nos émotions autrement et faire entrer la compassion : Au lieu de simplement réagir inconsciemment aux situations de notre vie, nous devons apprendre à nous maîtriser pour nous métamorphoser avec succès...

Sinon en réagissant « automatiquement et inconsciemment » aux choses et aux événements qui se produisent autour de vous , c'est vrai il se peut que vous viviez une journée difficile : quelqu'un vous a traité injustement disons que dans vos pensées et par vos émotions vous réagissez de façon négative à ces situations et que vous vous fâchez ; vous devenez frustré où inquiet ... c'est parce que vous réagissez inconsciemment à la situation avec des mécanismes de défense automatiques, au lieu d'y répondre consciemment et si vous pensez que vos émotions sont chargés négativement :

Alors sachez que c'est comme si vous envoyez « une commande » à l'univers pour recevoir le même type d'expérience négative.

Si vous voulez créer un résultat plus positif : Vous devez apprendre à répondre d'une façon différente et plus positive…la bonne nouvelle c'est qu'une fois que vous comprenez la loi de l'attraction et son fonctionnement vous pouvez commencer à créer consciemment et intentionnellement une vie meilleure.

Vous pouvez choisir de répondre différemment aux situations qui se produisent pendant votre journée, vous pouvez choisir de penser différemment, de vous maîtriser, vous pouvez choisir de vous concentrer et de penser à ce que vous voulez le plus dans votre vie ; vous pouvez choisir d'expérimenter plus de ces choses qui vous font du bien !

Vous pouvez choisir de participer délibérément à la création de votre avenir ; en gérant vos pensées et vos sentiments la loi de l'attraction permet d'infinies possibilités une abondance infinie et une joie profonde, elle ne connaît pas de degré de difficulté et elle peut transformer votre vie à tous les égards !

Nous sommes tous énergie pure et simple, nous sommes constitués de la même matière que le soleil, la lune et les étoiles… Nous sommes remplis d'énergie intelligente sous forme d'un corps humain.

Nous sommes chacun, une pièce,
absolument unique d'un bien plus
grand tout ; une partie intégrale du
cosmos : Nous débordons d'énergie
dans un champ d'énergie beaucoup plus
grand ! Nous faisons partie d'un pouvoir
beaucoup plus grand ; nous faisons
partie de Dieu ; la sagesse de l'univers
tout entier...

BONNE NOUVELLE LE MIRACLE EST NOTRE PAIN QUOTIDIEN

« Croyez que ce que vous avez demandé, vous l'avez déjà reçu et vous le recevrez ». Nous comprenons à présent l'avant-garde du Christ est la véracité, comme le bien fondé, de ses paroles ; paraboles ; ce qui a pour principe ; de nous mettre en extase !

Comme Lord Byron le disait : « Pour connaitre la joie ; il faut partager » or, c'est par sa grande générosité et par son esprit d'entraide, qu'un être résonne avec l'univers, il est impossible de passer outre la « loi du donner-recevoir », juste est-il souhaitable de ne pas mirer le retour de nos bonnes actions d'un pied ferme… Car tout ce que nous faisons de bien est bel et bien fait par amour et avec l'élan des bonnes intentions, qui sont toujours spontanées

Il est inutile de reprocher à qui que ce soit, de ne pas nous rendre la pareille...

Sachons que l'Univers nous aime et nous récompense toujours, nous envoyant par exemple les bonnes personnes au bon moment, des circonstances favorables, des dénouements providenticls...

Quand de surcroit nous faisons des choix précis de ce que nous souhaitons voir arriver dans nos vies ; cela se manifeste réellement toujours !

Si vous pensez que certaines personnes sont nées sous une bonne étoile ou sous l'influence de tout autre charme leur permettant d'obtenir tout ce qu'elles désirent ; c'est un leurre.

Car vous constaterez par vous-même que, si vous parvenez à entraîner votre esprit-objectif ; celui que vous utilisez tous les jours, une fois que vous comprendrez que vous devez vous entrainer à choisir uniquement et définitivement exactement les choses ou les conditions que vous souhaitez.

Vous aurez fait votre premier pas vers la matérialisation de vos désirs ; la matérialisation de ce que vous désirez avec toute votre âme et votre cœur.

Soyez heureux votre pouvoir et son action dépasse l'entendement ; en planifiant vos désirs assurez-vous d'inscrire uniquement ce qui sera pour votre plus grand bien et pour celui de vos semblables… Pavant ainsi la voie à un espoir meilleur au-delà de la compréhension limitée de l'être humain, l'un de vos désirs les plus élevés sera probablement celui d'aider les autres, si vous saviez comme pour tous ceux que vous avez été aidé la récompense est grande et vient toujours par hasard, car il est impossible d'être généreux sans en être récompensé.

Les plus grands biens dans la vie sont tous des cadeaux qui nous ont été distribués mystérieusement et nous connaissons sans doute des gens qui n'avancent pas dans la vie où qui sont inquiets, découragés...

Alors nous avons la chance de pouvoir les aider à s'aider eux-mêmes, ne serait-ce que d leur transmette ce livre, pour la satisfaction de faire le bien. Si nous aspirons à partager nous sommes sur

les rangs de la loi de la vie qui stipule
que l'on reçoit en donnant.

Nous pouvons avec raison nous
attendre à vivre la prospérité et
l'épanouissement ; finalement nous
aurons le sentiment intérieur d'avoir
fait quelque chose de bien, sans
attendre de remerciement direct, nous
savons à présent que notre récompense
viendra secrètement sous la forme d'un
pouvoir accru et d'une vie améliorée...

Voilà bel et bien le cadeau, le présent du
Christ en nous ; notre véritable miracle
personnel, celui qui sommeille en
chacun de nous depuis plus de deux
mille ans, jusqu'à ce que les neuro-
sciences, l'épigénétique et les sciences
quantiques l'expliquent en détail...

Jusqu'à ce que nous prenions
conscience, que nous sommes bel et

bien, conçus à l'image de Dieu. Comme nous l'évoqua avec tant d'amour le Seigneur !

PETITE PRIERE A JESUS

Merci Seigneur Jésus, notre ami tout puissant,

Qui a pour nous affection invraisemblable et amour inconditionnel,

c'est par toi et grâce à toi, que nous nous aimons davantage avec plus de compassion car tu nous a sorti de l'abime par l'éveil des esprits, nos craintes sont dissipées par le temps que tu nous accorde et que nous te consacrons, nous te rendons grâce car nous savons que c'est de toi que nous recevons la satisfaction de tous nos besoins matériels et nous t'en remercions avec foi et gratitude, tu es toujours là avec nous et réponds toujours à nos appels, tu connais tous tes enfants et ne les abandonne jamais.

Tu es notre bénédiction, notre salvation, notre guidance et notre protection. Tu es le cœur vivant de notre unité, tu es la lueur de nos yeux, la joie de nos esprits, notre soutien quotidien et la lumière sur le Chemin, que nous te remercions d'éclairer, pour nous aider à sortir enfin de l'égarement et de l'errance. Par toi et grâce à toi, nous sommes toujours guidés à bon port, toi qui es notre lanterne, notre boussole intérieure, d'autant Tu nous soulage de tous nos maux, car dès que nous nous rapprochons de toi en esprit, tu nous délivre de toutes nos peines en raffermissant notre joie et notre volonté.

Nous te rendons grâce pour ta présence quotidienne à nos côtés et de nous aider à nous améliorer chaque jour, nous te célébrons pour notre salvation par la rémission de nos péchés, face à notre repentir sincère pour nos erreurs passées et la délivrance également de tous nos proches ; dont nous te confions la garde.

Nous t'aimons de tout notre cœur Jésus, notre sauveur bien aimé… Fils parfait du Créateur, nous te remercions de nous aider à nous perfectionner et à te ressembler toi si doux et humble de cœur, si joyeux, si sage et adorable. Toi qui es constamment exemplaire en tout.

Merci, infiniment merci adorable
Seigneur Jésus, doux maître pour tous
tes dons et tes bienfaits qui s'expriment
avec notre foi ; Merci de nous aimer
tant ; notre trésor vivant !

Ainsi soit-il.

Allez à vous connaître et ne vous jugez pas

-Jésus-Christ-

AMENDE HONORABLE

Je vous remercie humanité tout entière, femmes et hommes, de toutes nations et de toutes religions, de bien vouloir me pardonner, pour toutes les fois où ma pensée ou mes paroles ont faillis à vous considérer, comme étant purs et parfaits ; comme chacun de nous.

En vérité je vous aime d'un amour, que nous n'avons pas encore sondé.

CG-S